Erläuterungen zum Gebrauch der Tabellen

Aus den Tabellen ist zu ersehen, welche Nährstoffmengen im eßbaren Anteil von 100 g eingekauften Lebensmitteln, für Fleisch und Fleischwaren auf Seiten 6 und 7 auch in 100 g eßbarem Anteil, enthalten sind. Außerdem wird der Energiegehalt des eßbaren Anteils der Lebensmittel genannt sowie die durchschnittliche Abfallmenge. Bei den berücksichtigten Abfallmengen ist vorausgesetzt, daß bei Lagerung, Transport und Zubereitung keine ungewöhnliche Wertminderung der Nahrung stattgefunden hat.

Die Mittelwerte der physiologischen Brennwerte betragen für 1 g Protein = 17 kJ (4,1 kcal), 1 g Kohlenhydrate = 17 kJ (4,1 kcal), 1 g Fett = 38 kJ (9,3 kcal), 1 g Zitronensäure (Fruchtsäure) = 14 kJ (3,4 kcal), 1 g andere organische Säuren = 17 kJ (4,1 kcal), 1 g Extrakt (Bier) = 17 kJ (4,1 kcal), 1 g Extrakt (Wein) = 14 kJ (3,4 kcal), 1 g Alkohol = 30 kJ (7,0 kcal). Für die Berechnung der Energiewerte werden nicht die Mittelwerte, sondern die für das jeweilige Lebensmittel maßgebenden Brennwerte verwendet. Für Protein liegen die Brennwerte zwischen 16 und 19 kJ/g (3,75 und 4,55 kcal/g), für Fett zwischen 38 und 40 kJ/g (9,25 und 9,50 kcal/g), für Kohlenhydrate zwischen 16 und 18 kJ/g (3,75 und 4,20 kcal/g). Wo bei Kohlenhydraten Werte sowohl für verwertbare Kohlenhydrate als auch für Ballaststoffe verfügbar sind, wird die Gesamtmenge an Kohlenhydraten in zwei Zahlen dargestellt. In Ergänzung zum Fettgehalt sind die gesättigten (S = Saturated), einfach und mehrfach ungesättigten Fettsäuren (P = Polyensäuren) sowie der Cholesterolgehalt verzeichnet. Der Brennwert errechnet sich aus den gerundeten Analysenwerten der Nährstoffe in den Lebensmitteln in Joule und Kalorien; 1 Kilojoule (kJ) = 0,239 Kilokalorie (kcal), 1 Megajoule (MJ) = 239 kcal, 1 kcal = 4,184 kJ.

Bei der Berechnung der Energiewerte alkoholhaltiger Getränke wird der Alkoholgehalt voll berücksichtigt.

Neben den energieliefernden Nährstoffen (Protein, Fett, Kohlenhydraten) sind die Mineralstoffe (Natrium, Kalium, Calcium, Phosphor, Magnesium, Eisen, Fluorid) und die Vitamine (A = Retinol, E = Tocopherole, B_1 = Thiamin, B_2 = Riboflavin, Niacin = Nicotinamid, B_6 = Pyridoxin, B_{12} = Cobalamine und C = Ascorbinsäure) in den Tabellen aufgeführt. Wenn die tabellarisch erfaßten Nährstoffe mengenmäßig der empfehlenswerten Zufuhr gerecht werden, kommt es im allgemeinen nicht zur Unterversorgung mit anderen, nicht genannten Nährstoffen. Der Gehalt an Vitamin E ist in α-Tocopheroläquivalenten verzeichnet. 23,0 mg Natrium haben eine Äquivalentmenge von 1 mmol (bisher 1 mval), 39,1 mg Kalium = 1 mmol. 1 g Kochsalz hat 17 mmol und eine Chloräquivalentmenge von ebenfalls 17 mmol.

Die angegebenen Analysenwerte beziehen sich auf die ausnutzbaren Nährstoffe der Lebensmittel. Die Tabellen enthalten also Angaben, wieviel Nährstoffe sich der Mensch durchschnittlich zuführt, wenn er 100 g eines Lebensmittels handelsüblicher Qualität einkauft. Die Analysenwerte für Lebensmittel ohne Abfall sind identisch mit solchen in 100 g eßbarem Anteil. Die auf den Seiten 8/9 verzeichneten Analysen beziehen sich auf 100 g eßbaren Anteil.

In den Tabellen ist nicht der bei Lagerung und haushaltsüblicher Aufbereitung entstehende mögliche Verlust an eßbarer Substanz enthalten. Es kann sich sowohl um unvermeidliche Verluste handeln, wie Festhaften von Nahrungsresten an Töpfen und Schüsseln, um Verderb oder Schwund oder um Lebensmittel, die an Haustiere verfüttert werden. Diese Verluste sind von Lebensmittel zu Lebensmittel und von Nährstoff zu Nährstoff sehr verschieden. Nach vorliegenden Erhebungen betragen gegenwärtig derartige Verluste an genießbarer Substanz im Durchschnitt der Bevölkerung über 10%. Die sich aus den Tabellen ergebenden Nährwertmengen sind also durchschnittlich um rund 10% zu kürzen, wenn man die tatsächlich verzehrten Lebensmittel zu ermitteln versucht.

Der Nährstoffgehalt pflanzlicher Erzeugnisse schwankt in weiten Grenzen, je nach Produktionsvoraussetzungen wie Standort, Klima, Düngung, Ernte, Art und Dauer der Lagerung. Der Nährstoffgehalt tierischer Produkte wird von Rasse, Haltungs- und Fütterungsverhältnissen beeinflußt. Viele Lebensmittel werden in mehreren Qualitätsstufen gehandelt. Meistens zeigen sich sensorische Unterschiede (Geruch, Geschmack, Farbe, Gestalt) und Unterschiede in der Zusammensetzung. Infolge der großen Schwankungsmöglichkeiten der Zusammensetzung der Lebensmittel enthalten die Tabellen gerundete Näherungswerte für die einzelnen Nährstoffe.

Die Tabellen enthalten neben Werten aus dem Tabellenwerk „Die Zusammensetzung der Lebensmittel", Band I, II, von *S. W. Souci, W. Fachmann* und *H. Kraut*, Wissenschaftliche Verlagsgesellschaft mbH Stuttgart 1962, 1964, 1969, 1973, 1974, 1977, 1979, 1981/82, 1986/87, 1989/1990, sowie der „Lebensmitteltabelle für die Praxis", der kleine „Souci, Fachmann, Kraut", 2. Auflage, Stuttgart 1991, Analysendaten von Lebensmitteluntersuchungsinstituten und von Betrieben der Ernährungsindustrie. Weitere Literaturhinweise siehe Seite 61.

Zwei weitere Tabellen vermitteln Angaben über den Puringehalt und den Jodidgehalt ausgewählter Lebensmittel.

Beispiel für eine Nährstoffberechnung (Seelachsfilet)

Der Proteingehalt von 100 g eingekaufter Rohware beträgt 18 g. Zum Verzehr vorbereitet werden je Person 175 g. Zu berechnen ist der Proteingehalt von 175 g Seelachsfilet.

100 g Seelachsfilet enthalten 18 g Protein (S. 14)

1 g Seelachsfilet enthält $\frac{18}{100} = 0,18$ g Protein

175 g Seelachsfilet enthalten $0,18 \times 175 = 31,5$ g Protein

Einführende Hinweise zur Ernährung

Lebensmittel

Nach dem Lebensmittel- und Bedarfsgegenständegesetz sind „Lebensmittel im Sinne dieses Gesetzes Stoffe, die dazu bestimmt sind, in unverändertem, zubereitetem oder verarbeitetem Zustand vom Menschen verzehrt zu werden . . .“
Der Begriff Nahrungsmittel wird häufig im allgemeinen Sprachgebrauch statt Lebensmittel verwendet. Dabei handelt es sich um alle pflanzlichen und tierischen Produkte, die zum Aufbau und zur Erhaltung des menschlichen Körpers sowie zur Energielieferung beitragen.

Nährstoffe

Nährstoffe sind die in den Lebensmitteln enthaltenen chemischen Substanzen, aus denen der Organismus körpereigene Stoffe bilden kann. Man unterscheidet die energieliefernden Nährstoffgruppen Proteine, Fette, Kohlenhydrate und die nicht-energieliefernden Nährstoffe wie Wasser, Mineralstoffe, Spurenelemente, Vitamine.

Vom Menschen nicht synthetisierbare Nährstoffe nennt man lebensnotwendig oder essentiell.
Etwa 50 Nährstoffe sind essentiell, u. a. Vitamine, Mineralstoffe sowie einige Spurenelemente. Diese müssen regelmäßig in bestimmten Mengen mit der Nahrung aufgenommen und umgewandelt werden. Jede Einseitigkeit in der Nährstoffaufnahme ist abzulehnen. Auch die Relation der Nährstoffe untereinander ist von Bedeutung.
Es empfiehlt sich, nicht nur den Mindestbedarf der Nährstoffzufuhr zu erreichen, sondern darüber hinaus einem Sicherheitszuschlag gerecht zu werden.
Die Körperzellen der Lebewesen werden fortlaufend ab- und neu aufgebaut oder zumindest umgebaut. Bei diesen Prozessen werden gewisse Substanzen ausgeschieden. Dies ist der sog. Stoffwechsel, ein Charakteristikum des Lebens.
Der dabei wichtigste Prozeß ist die Energiegewinnung mit Hilfe des mit der Atmung aufgenommenen Luftsauerstoffes.
Die Energie für den Menschen stammt aus der für alle Lebensprozesse notwendigen Energie der Lebensmittel.

Protein (Eiweiß)

Protein hat die Aufgabe, Muskeln und Organe aufzubauen und zu erhalten. Das Körperprotein verbraucht sich nach und nach und muß daher ständig erneuert werden. Säuglinge, Kinder und Jugendliche haben einen höheren Proteinbedarf je kg Körpergewicht als Erwachsene. Der Proteinbedarf im Wachstumsalter ist größer, weil dann besonders viele Aufbaustoffe benötigt werden. Mittelschwer-, Schwer- und Schwerstarbeitern ist ein höherer Proteinverbrauch anzuraten.
Nicht jedes Protein ist für unsere Ernährung gleich wertvoll. Protein besteht aus über 20 verschiedenen Bausteinen, den Aminosäuren.

Fett

Fette sind Verbindungen von Glyzerin und gesättigten, einfach oder mehrfach ungesättigten Fettsäuren. Die Fettzufuhr soll zu etwa je einem Drittel aus gesättigten, einfach ungesättigten und mehrfach ungesättigten Fettsäuren bestehen.
Zur Ernährung sind ebenso pflanzliche wie tierische Fette geeignet. Es ist darauf zu achten, daß die Nahrung eine ausreichende Menge an essentiellen Fettsäuren enthält. Ein Fettbegleitstoff, der in tierischen Fetten vorkommt, ist Cholesterol, eine Vorstufe des Vitamin D, von dem der menschliche Organismus täglich eine bestimmte Menge zum Aufbau von Hormonen der Nebennierenrinde und den Gallensäuren benötigt.
Weniger als die Hälfte des Cholesterols wird mit der Nahrung aufgenommen. Das übrige bildet der Körper selbst.

Kohlenhydrate

Unter dem Begriff Kohlenhydrate wird eine Vielzahl von organischen Verbindungen zusammengefaßt. Durch die Assimilation (Photosynthese) wird in der Pflanze das Kohlenhydrat Glucose, der Traubenzucker, gebildet. Aus diesem kann durch Zusammenlagerung oder Umlagerung eine Vielzahl von Verbindungen entstehen, die man als Kohlenhydrate bezeichnet. Diese haben den chemischen Grundaufbau gemeinsam: Kohlenstoff aus Kohlendioxid und Wasser (Hydrat). Unverdauliche Kohlenhydrate und andere verwertbare Polysaccharide stammen vorwiegend aus den Zellwänden der Pflanzen (Zellulose, Hemizellulosen, Pektin). Diese Stoffe werden zwangsläufig mit der Nahrung aufgenommen. Sie haben als Ballaststoffe Bedeutung für die Ernährung des Menschen.

Ballaststoffe

Ballaststoffe sind organische Bestandteile pflanzlichen Ursprungs, die von Enzymen des menschlichen Verdauungstraktes nicht abgebaut werden, aber den Mikroorganismen des Dickdarms gewissermaßen als Nahrungsgrundlage dienen. Sie selbst sind im wesentlichen unverdaulich, fördern aber die Verdauung. Vorbeugend wirken sie gegen Verdauungsstörungen, direkt oder indirekt auch gegen manche Krankheiten.

Eine ballastreiche Ernährung, reich an Gemüse, Kartoffeln, Schrot- und Vollkornbrot, ist zu empfehlen.

Wasser

Wasser ist von allen Nährstoffen, die dem Organismus zugeführt werden müssen, am wenigsten entbehrlich, wenngleich Wasser keine Energie und auch nur sehr unbedeutende Nährstoffmengen liefert.

Mineralstoffe

Mineralstoffe sind essentielle anorganische Substanzen, die für die Aufrechterhaltung eines ungestörten Stoffwechsels erforderlich sind. Sie beeinflussen die Stoffwechselprozesse durch Regulierung biologischer Vorgänge wie Blutgerinnung und Muskelerregung, und sie haben spezifische Funktionen bei der Aktivität der Nerven zu erfüllen. Wie andere biologische Substanzen sind Mineralstoffe einem ständigen Umsatz unterworfen.

Spurenelemente

Als Spurenelemente werden anorganische Stoffe bezeichnet, die in sehr geringen Konzentrationen im Menschen und anderen Lebewesen vorkommen. Manche Spurenelemente haben im Organismus eine lebenswichtige Aufgabe. Ihr Fehlen löst definierte Mangelerscheinungen aus.

Vitamine

Vitamine sind lebensnotwendige Verbindungen, die dem tierischen Organismus mit der Nahrung entweder als solche oder in Form leicht in die eigentlichen Vitamine umwandelbarer Vorstufen (Provitamine) zugeführt werden müssen. Sie können vom Organismus nicht (oder nicht ausreichend) erzeugt werden. Vitamine sind zum normalen Ablauf der chemischen Vorgänge in den Körperzellen unentbehrlich. Die benötigten Vitaminmengen sind sehr gering. Ein Mangel oder fehlende Zufuhr eines Vitamins erzeugt Ausfallerscheinungen im Sinne einer ernährungsbedingten Krankheit. Die im Körper vorhandenen Vitamine unterliegen einem kontinuierlichen Abbau. Sie müssen daher immer wieder mit der Nahrung aufgenommen werden. Die Hauptursachen für eine unzureichende Vitaminzufuhr sind: unzweckmäßige Nahrungswahl; Vitaminverarmung gewisser Lebensmittel, wie bei Getreideerzeugnissen, durch technische Behandlung; Vitaminverluste bei industrieller Verarbeitung; unzweckmäßige haushaltsübliche Zubereitung oder Lagerung. Den antioxidativen Vitaminen C, E und beta-Carotin wird eine mögliche vorbeugende Wirkung bei der Entstehung und Prävention von Tumorerkrankungen sowie der Atherosklerose-Prävention zugesprochen.

Tabellen

Fleisch und Fleischwaren[1]

Lebensmittel	Energiegehalt in 100 g eßbarem Anteil kcal	Abfall %	Eiweiß Protein g	Fett g	Fettsäuren gesättigte g	Fettsäuren einf. unges. g	Fettsäuren mehrf. unges. g	Cholesterol mg	Kohlenhydrate verwertbare g	Kohlenhydrate Ballaststoffe g	Energie kJ	Energie kcal
Schweinefleisch, sehr mager	114	0	22	2	0,7	0,9	0,1	65		·	480	114
Schweinefleisch, mager	145	1	19	7	3,2	·	0,7	70		·	600	143
Schweineschnitzelfleisch	168	1	21	8	·	·	·	70		·	695	166
Schweinefleisch, mittelfett	345	20	18	21	9,7	·	2,1	55		·	1155	276
Schweinekotelett	180	20	16	9	2,8	3,2	6,7	55		·	600	144
Schweinefleisch, fett	480	19	10	37	16,9	·	3,7	55		·	1630	389
Schweinenackenkotelett	368	15	12	27	·	·	1,1	55		·	1310	313
Schweinefleisch, sehr fett	565	16	8	46	21,2	·	4,6	55		·	1985	475
Rindfleisch, sehr mager	115	0	22	2	0,8	0,8	0,1	60	1		480	115
Rindfleisch, mager	214	19	15	3	1,3	1,3	0,1	55		·	725	173
Rindfleisch, mittelfett	283	16	15	18	9,0	·	0,5	55		·	995	238
Rindfleisch, fett	345	15	14	24	12,0	·	0,7	55		·	1225	293
Hackfleisch (halb u. halb)	253	0	20	19	9,0	·	1,3	65		·	1060	253
Kalbfleisch, mittelfett	121	23	16	3	1,4	·	0,4	55		·	390	93
Lammfleisch, mittelfett	220	19	14	13	1,3	1,1	1,1	60		·	745	178
Kaninchenfleisch	164	21	16	6	4,0	·	0,2	110		·	540	130
Pferdefleisch	116	25	15	2	0,7	0,9	0,3	·		·	365	87
Herz (Rind, Kalb)	128	21	12	4	·	·	0,3	120	1		425	101
Hirn (Kalb)	117	0	10	7	2,4	·	0,3	2000			490	117
Kutteln	144	0	15	8	·	·	·	150		·	600	144
Leber (Kalb)	124	0	19	4	1,8	0,7	0,6	350			520	124
Leber (Rind)	123	7	18	3	1,3	0,3	0,5	250	2		480	114
Leber (Schwein)	145	7	19	5	1,9	1,2	1,3	315	1		565	135

Der eßbare Teil von 100 g eingekaufter Ware enthält:

[1] Bei Fleischwaren können zwischen der höchsten und der niedrigsten Qualitätsstufe Unterschiede in der Wertigkeit der Proteine auftreten. Fett- und Proteingehalt von

Mineralstoffe							Vitamine								Lebensmittel
Natrium	Kalium	Calcium	Phosphor	Magnesium	Eisen	Fluorid	A	E	B_1	B_2	Niacin	B_6	B_{12}	C	
mg	mg	mg	mg	mg	mg	µg	µg	mg	mg	mg	mg	mg	µg	mg	

Fleisch und Fleischwaren[1])

55	420	3	205	27	1,0	·	6	0,8	0,90	0,23	5,0	0,50	5,0	2	Schweinefleisch, sehr mager
70	345	8	150	22	2,0	·	6	·	0,70	0,15	3,5	0,31	0,6	·	Schweinefleisch, mager
55	370	2	190	19	2,3	·	·	0,5	0,75	0,20	4,0	0,50	5,0	·	Schweineschnitzelfleisch
70	310	8	155	25	2,0	·	·	·	0,70	0,15	3,5	0,27	0,7	·	Schweinefleisch, mittelfett
50	250	9	120	19	1,4	40	·	0,6	0,65	0,15	3,5	0,40	·	·	Schweinekotelett
70	260	7	140	4	1,4	·	·	·	0,70	0,10	2,5	0,25	0,7	·	Schweinefleisch, fett
65	215	4	·	·	1,9	·	·	·	0,80	0,15	3,3	·	0,7	·	Schweinenackenkotelett
35	140	6	100	·	1,3	·	+	·	0,35	0,10	2,5	·	·	·	Schweinefleisch, sehr fett
57	370	4	195	21	1,9	100	20	0,5	0,23	0,26	7,5	0,40	5,0	·	Rindfleisch, sehr mager
45	275	9	140	17	2,1	·	20	0,6	0,05	0,15	4,0	0,41	1,1	·	Rindfleisch, mager
75	275	8	125	21	2,4	·	10	0,4	0,05	0,15	4,0	0,38	·	·	Rindfleisch, mittelfett
85	300	8	140	·	2,4	·	·	·	0,05	0,15	3,5	0,32	0,9	·	Rindfleisch, fett
35	290	8	135	17	2,2	·	5	·	0,40	0,15	4,0	·	·	·	Hackfleisch (halb u. halb)
75	260	10	160	12	1,7	15	·	0,1	0,10	0,20	5,0	0,31	0,9	·	Kalbfleisch, mittelfett
70	245	8	160	19	1,9	90	+	·	0,14	0,22	4,4	·	·	+	Lammfleisch, mittelfett
35	300	11	175	23	2,7	·	+	0,8	0,09	0,05	6,8	0,24	·	2	Kaninchenfleisch
35	250	9	140	17	3,5	·	15	·	0,08	0,11	3,5	0,38	2,3	1	Pferdefleisch
80	205	10	155	20	3,5	·	5	0,4	0,40	0,75	5,5	0,23	8,8	4	Herz (Rind, Kalb)
155	270	12	340	15	2,4	·	·	1,9	0,16	0,25	3,5	0,16	5,5	22	Hirn (Kalb)
45	20	10	130	·	1,6	·	·	1,0	0,03	0,07	5,7	·	·	9	Kutteln
85	305	8	300	18	7,7	18	21240	0,2	0,27	2,53	14,6	0,87	58,2	34	Leber (Kalb)
110	270	7	330	16	6,6	120	14230	0,6	0,28	2,68	13,7	0,66	60,5	28	Leber (Rind)
70	325	9	335	20	20,6	270	36360	0,2	0,29	2,95	14,6	0,55	36,3	21	Leber (Schwein)

Wurstwaren hängen sehr von der regional unterschiedlichen Verkehrsauffassung ab.

Lebensmittel	Pro-tein g	Fett g	Fettsäuren ge-sättigte g	Fettsäuren einf. unges. g	Fettsäuren mehrf. unges. g	Cho-lesterol mg	Kohlenhydrate verwert-bare g	Kohlenhydrate Ballast-stoffe g	Energie kJ	Energie kcal
						In 100 g eßbarem Anteil sind enthalten:				

Fleisch und Fleischwaren Im Vergleich zu den Seiten 6 und 7

Lebensmittel	Protein g	Fett g	gesättigte g	einf. unges. g	mehrf. unges. g	Cholesterol mg	verwertbare g	Ballaststoffe g	kJ	kcal
Schweinefleisch, sehr mager	22	2	0,7	0,9	0,1	65	·		480	114
Schweinefleisch, mager	19	7	3,2	·	0,7	70	·		605	144
Schweineschnitzelfleisch	21	8	·	·	·	70	·		700	168
Schweinefleisch, mittelfett	23	26	12,1	·	2,6	70	·		1445	345
Schweinekotelett	20	11	3,3	3,8	8,0	70	·		755	180
Schweinefleisch, fett	12	46	20,9	·	4,6	65	·		2010	480
Schweinenackenkotelett	14	32	·	·	1,3	65	·		1540	368
Schweinefleisch, sehr fett	10	55	25,2	·	5,5	65	·		2365	565
Rindfleisch, sehr mager	22	2	0,8	0,8	1,0	60	1		480	115
Rindfleisch, mager	19	4	1,4	1,5	0,2	60	·		895	214
Rindfleisch, mittelfett	18	21	10,7	·	0,6	70	·		1185	283
Rindfleisch, fett	17	28	14,1	·	0,8	70	·		1440	345
Hackfleisch (halb u. halb)	20	19	9,0	·	1,3	65	·		1060	253
Kalbfleisch, mittelfett	21	4	2,0	·	0,5	70	·		505	121
Lammfleisch, mittelfett	17	16	1,5	1,3	0,1	70	·		920	220
Kaninchenfleisch	21	8	5,1	·	0,3	140	·		685	164
Pferdefleisch	21	3	1,0	1,1	0,4	·	·		485	116
Herz (Rind, Kalb)	15	5	2,1	1,2	0,3	150	·		540	128
Hirn (Kalb)	10	8	2,5	·	0,3	2000	·		490	117
Kutteln	15	8	·	·	·	150	·		600	144
Leber (Kalb)	19	4	1,8	0,8	0,6	360	·		520	124
Leber (Rind)	20	3	1,3	0,4	0,5	265	2		515	123
Leber (Schwein)	20	6	1,9	1,2	1,4	340	1		605	145

Fleisch und Fleischwaren

Natrium mg	Kalium mg	Calcium mg	Phosphor mg	Magnesium mg	Eisen mg	Fluorid µg	A µg	E mg	B$_1$ mg	B$_2$ mg	Niacin mg	B$_6$ mg	B$_{12}$ µg	C mg	Lebensmittel
55	420	3	205	27	1,0	·	6	0,1	0,90	0,23	5,0	0,50	5,0	2	Schweinefleisch, sehr mager
70	350	8	150	22	2,0	·	6	·	0,71	0,15	3,5	0,40	0,8	·	Schweinefleisch, mager
55	375	2	190	19	2,3	·	·	0,5	0,76	0,20	4,0	0,50	5,0	·	Schweineschnitzelfleisch
80	395	10	195	31	2,5	·	·	·	0,87	0,19	4,4	0,33	0,8	·	Schweinefleisch, mittelfett
65	315	11	150	24	1,8	·	·	0,8	0,82	0,20	4,3	0,50	·	·	Schweinekotelett
85	320	9	175	5	1,7	·	·	·	0,86	0,12	3,1	0,30	0,8	·	Schweinefleisch, fett
75	255	5	140	·	2,2	50	·	·	0,94	0,18	3,9		0,8	·	Schweinenackenkotelett
40	165	7	120	·	1,5	·	·	·	0,42	0,12	3,0	·	·	·	Schweinefleisch, sehr fett
60	370	4	195	21	1,9	+	20	0,5	0,23	0,26	7,5	0,40	5,0	·	Rindfleisch, sehr mager
55	340	11	175	21	2,6	·	20	0,7	0,06	0,19	4,9	0,50	1,3	·	Rindfleisch, mager
90	325	9	150	25	2,9	·	10	0,5	0,06	0,18	4,8	0,45	·	·	Rindfleisch, mittelfett
100	355	9	165	·	2,9	·	·	·	0,06	0,18	4,1	0,38	1,0	·	Rindfleisch, fett
35	290	8	135	17	2,2	·	5	·	0,40	0,15	4,0		·	·	Hackfleisch (halb u. halb)
95	340	13	210	16	2,2	20	·	0,1	0,13	0,26	6,5	0,40	1,2	·	Kalbfleisch, mittelfett
85	300	10	200	23	2,3	120	+	·	0,17	0,27	5,4	·	·	+	Lammfleisch, mittelfett
50	380	14	225	29	3,5	·	+	·	0,11	0,07	8,6	0,30	·	·	Kaninchenfleisch
45	330	13	185	23	4,7	·	20	·	0,11	0,15	4,6	0,50	3,0	·	Pferdefleisch
100	260	13	195	25	4,4	·	5	0,5	0,51	0,95	7,0	0,29	11,0	5	Herz (Rind, Kalb)
160	280	12	350	15	2,5	·	+	·	0,16	0,26	3,6	0,16	5,7	23	Hirn (Kalb)
45	20	10	130	·	10,0	·	·	1,0	0,03	0,07	5,7	·	·	9	Kutteln
85	315	9	305	19	7,9	19	21 900	0,2	0,28	2,61	15,0	0,90	60,0	35	Leber (Kalb)
115	290	7	360	17	7,1	130	15 300	0,7	0,30	2,88	14,7	0,71	65,0	30	Leber (Rind)
80	350	10	360	21	22,1	290	39 100	0,2	0,31	3,17	15,7	0,59	39,0	23	Leber (Schwein)

Lebensmittel	Energie-gehalt in 100 g eßbarem Anteil kcal	Abfall %	Der eßbare Teil von 100 g eingekaufter Ware enthält:					Cho-lesterol mg	Kohlenhydrate		Energie	
			Pro-tein g	Fett g	Fettsäuren				verwert-bare g	Ballast-stoffe g	kJ	kcal
					ge-sättigte g	einf. unges. g	mehrf. unges. g					
Lunge (Kalb)	98	24	13	2	·	·	·	280	·		310	74
Niere (Kalb)	134	12	15	6	2,7	2,6	0,1	335	·		390	117
Zunge (Rind)	221	26	12	12	6,0	·	0,2	80	·		685	164
Schinken, geräuchert, roh	396	13	16	5	2,0	2,4	0,5	·	·		1440	344
Schinken, gekocht	216	3	21	12	5,0	4,4	1,2	80	·		875	210
Speck, fett	857	10	2	80	35,0	38,0	6,0	55	·		3230	771
Speck, durchwachsen	658	8	8	60	35,0	45	6,1	·	·		2535	605
Blutwurst	424	4	13	37	20,0	·	4,0	85	·		1705	407
Bratwurst	364	0	13	30	16,0	·	3,5	100	·		2300	364
Fleischwurst	316	1	13	27	14,0	·	3,0	85	·		1310	313
Bierschinken	251	2	15	19	·	·	·	80	·		1030	245
Sülzwurst	306	2	23	23	·	·	·	80	·		1255	300
Leberkäse	339	0	12	30	11,0	·	2,0	85	+		1420	339
Leberwurst	446	2	12	40	15,4	21,3	1,7	115	1		1830	437
Leberwurst, mager	273	2	17	21	·	·	·	70	2		1120	268
Mettwurst (Braunschw. Mettw.)	483	2	12	44	10,0	·	2,0	85	·		1980	470
Mortadella	366	2	12	32	15,0	·	3,0	85	+		1500	359
Salami	550	5	17	47	22,0	·	5,0	85	+		2190	523
Schwartenmagen	264	6	15	20	·	·	·	85	·		1040	248
Zervelatwurst	485	2	17	42	19,0	·	4,0	85	·		1990	475
Dosenwürstchen	243	0	13	20	7,0	·	2,0	85	·		1020	243
Frankfurter Würstchen	286	0	12	24	7,0	·	2,0	65	+		1200	286
Weißwurst, Münchner	326	7	10	25	·	·	·	·	·		1275	305
Kasseler Rippchen	253	17	17	14	10,0	·	2,0	70	+		880	210
Corned beef, deutsch	152	0	22	6	3,0	·	0,2	70	·		640	152
Fleischkonserve (Rind)	211	0	19	14	6,0	·	0,3	90	·		880	211
Fleischbrühe	17	0	1	1	·	·	·	·	1		70	17
Gekörnte Brühe, Instant	180	0	23	8	·	·	·	·	3		755	180

| Mineralstoffe | | | | | | | Vitamine | | | | | | | | Lebensmittel |
| Natrium | Kalium | Calcium | Phosphor | Magnesium | Eisen | Fluorid | A | E | B₁ | B₂ | Niacin | B₆ | B₁₂ | C | |
mg	mg	mg	mg	mg	mg	µg	µg	mg	mg	mg	mg	mg	µg	mg	
120	230	4	.	.	3,8	.	.	.	0,08	0,27	3,0	0,05	2,5	30	Lunge (Kalb)
175	255	9	230	16	10,0	180	180	0,2	0,33	2,20	5,7	0,44	22,0	11	Niere (Kalb)
75	190	7	170	7	2,2	.	3	.	0,10	0,21	3,4	0,10	.	.	Zunge (Rind)
1220	215	9	180	17	2,0	.	+	.	0,48	0,18	3,1	0,35	0,1	+	Schinken, geräuchert, roh
940	260	15	130	23	2,2	.	+	.	0,59	0,20	3,6	0,35	0,6	+	Schinken, gekocht
15	7	7	20	4	.	.	+	.	0,10	0,05	0,5	.	.	.	Speck, fett
1630	205	8	100	20	0,7	.	+	.	0,40	0,13	2,1	0,32	0,6	.	Speck, durchwachsen
650	35	6	20	7	6,1	.	.	.	0,07	0,12	1,2	.	.	.	Blutwurst
520	140	5	190	15	1,0	.	.	0,3	0,28	0,22	3,2	.	.	.	Bratwurst
820	195	15	130	13	1,7	.	.	.	0,20	0,25	2,5	.	.	.	Fleischwurst
740	255	15	150	17	1,5	.	.	.	0,30	0,20	3,7	.	.	.	Bierschinken
.	.	.	.	16	1,0	.	.	.	.	.	.	.	.	.	Sülzwurst
600	300	4	.	15	2,0	.	.	.	0,05	0,15	2,4	.	.	.	Leberkäse
790	140	40	150	12	5,2	.	8130	.	0,21	0,90	3,5	.	.	.	Leberwurst
400	140	9	240	7	5,5	.	1725	.	0,15	1,10	4,5	.	.	.	Leberwurst, mager
1070	210	13	155	11	1,6	.	.	.	0,20	0,15	0,3	.	.	.	Mettwurst (Braunschw. Mettw.)
655	200	40	140	19	1,5	.	+	.	0,10	0,15	3,0	.	.	+	Mortadella
1200	285	30	160	10	2,0	.	+	0,7	0,17	0,19	2,5	.	1,3	.	Salami
.	260	10	160	.	2,0	.	.	.	0,05	0,10	1,0	.	.	.	Schwartenmagen
1230	295	25	150	11	1,7	.	.	.	0,10	0,20	3,9	.	.	.	Zervelatwurst
710	165	10	185	9	2,7	.	.	.	0,03	0,08	3,1	.	.	.	Dosenwürstchen
780	180	8	105	9	1,8	.	+	0,6	0,18	0,19	2,3	0,14	.	.	Frankfurter Würstchen
575	115	25	.	.	.	.	.	.	0,04	0,12	2,2	.	.	.	Weißwurst, Münchner
800	270	5	130	22	2,1	.	+	.	.	.	.	.	.	.	Kasseler Rippchen
830	130	35	130	15	1,5	.	.	.	0,03	0,10	3,0	.	.	.	Corned beef, deutsch
600	280	14	.	15	3,0	.	.	0,5	0,05	0,20	3,5	.	.	.	Fleischkonserven (Rind)
.	.	.	.	.	.	.	.	.	.	.	.	.	.	.	Fleischbrühe
2400	500	230	740	375	.	.	.	.	.	.	.	.	.	.	Gekörnte Brühe, Instant

Lebensmittel	Energie-gehalt in 100 g eßbarem Anteil kcal	Abfall %	Der eßbare Teil von 100 g eingekaufter Ware enthält:									
			Pro-tein g	Fett g	Fettsäuren			Cho-lesterol mg	Kohlenhydrate		Energie	
					ge-sättigte g	einf. unges. g	mehrf. unges. g		verwert-bare g	Ballast-stoffe g	kJ	kcal
Hühnersuppe mit Nudeln	45	0	2	3	·	·	·	·		3	190	45
Knochen (auskochb. Wert i. D.)	857	93	·	6	·	·	·	·		·	250	60
Gelatine	340	0	84	+	·	·	·	·		+	1425	340
Hase	124	20	17	2	1,3	·	0,1	50		·	420	100
Hirsch	122	21	16	3	0,9	0,5	0,5	·		·	400	96
Reh (Rücken)	132	30	16	3	2,0	·	0,1	110		·	385	92
Wildgeflügel i. D.	108	25	13	3	1,0	·	0,6	75		·	340	81
Brathähnchen	144	26	15	4	·	1,2	0,9	60		·	450	107
Ente	243	20	15	14	4,3	·	3,1	75		·	810	194
Gans	364	37	10	20	6,2	·	4,4	55		·	960	230
Hähnchenkeule	113	25	15	2	0,5	0,4	0,4	·		·	355	85
Hähnchenbrust	109	28	16	0,7	0,2	0,1	0,2	45		·	330	78
Putenfleisch ohne Knochen	125	0	23	3	0,9	0,6	0,7	40		·	525	125
Suppenhuhn	274	27	14	15	4,4	·	2,9	60		·	840	200
Truthahn (Puter)	231	27	15	11	4,0	3,0	3,3	50		+	705	169

Fische und Fischwaren

Lebensmittel	kcal	%	Protein g	Fett g	gesättigte g	einf. unges. g	mehrf. unges. g	Cholesterol mg	verwertbare g	Ballaststoffe g	kJ	kcal
Aal	299	30	11	17	4,0	6,7	2,3	100		+	875	209
Heilbutt	110	20	16	2	0,3	0,3	1,0	35		·	370	88
Hering[1] (ganzer Fisch)	249	30	13	12	1,9	2,0	7,5	65		·	730	174
Hering (Filet)	222	0	18	15	6,8	1,7	4,1	65		+	930	222
Hering, Rogen	143	0	26	3	·	·	·	·		+	600	143
Kabeljau, Dorsch (ganzer Fisch)	78	44	10	+	+	+	+	40		+	185	44
Kabeljau, Dorsch (Filet)	78	0	17	+	+	+	+	50		+	325	78
Kabeljau, TK, paniert	113	0	15	0,2	·	·	·	25		11	475	113
Lachs (Salm)	295	36	13	9	1,9	3,5	3,1	22		·	905	217
Makrele	195	35	12	8	· 4,7	·	·	45		·	530	127

[1] Fangzeit Juli bis November

Der eßbare Teil von 100 g eingekaufter Ware enthält:															Lebensmittel
Mineralstoffe							Vitamine								
Natrium	Kalium	Calcium	Phosphor	Magnesium	Eisen	Fluorid	A	E	B₁	B₂	Niacin	B₆	B₁₂	C	
mg	mg	mg	mg	mg	mg	µg	µg	mg	mg	mg	mg	mg	µg	mg	
370	15	·	·	3	·	·	·	·	·	·	·	·	·	·	Hühnersuppe mit Nudeln
·	·	·	·	·	·	·	·	·	·	·	·	·	·	·	Knochen (auskochb. Wert i. D.)
30	20	10	+	11	+	·	+	2,3	+	+	+	0,06	·	+	Gelatine
40	320	7	175	22	1,9	·	·	0,4	0,07	0,05	6,5	0,24	0,8	·	Hase
50	260	6	195	23	2,0	·	·	·	·	0,20	·	·	·	·	Hirsch
60	240	18	155	23	2,1	·	·	·	·	0,18	·	·	·	·	Reh (Rücken)
·	285	18	·	·	2,0	·	45	0,7	(0,05)	(0,10)	(5,0)	·	·	·	Wildgeflügel i. D.
60	265	9	150	27	1,3	24	30	0,1	0,06	0,12	5,0	0,37	0,4	2	Brathähnchen
65	235	9	150	15	1,7	·	·	·	0,24	0,16	2,8	·	·	6	Ente
55	265	8	115	15	1,2	3	40	1,7	0,08	0,16	4,0	0,37	·	·	Gans
70	190	11	140	15	1,4	·	·	·	0,08	0,18	4,2	·	·	·	Hähnchenkeule
50	190	10	150	19	0,8	·	·	0,2	0,05	0,65	7,6	·	0,3	·	Hähnchenbrust
50	200	20	190	18	3,0	·	·	·	·	·	·	·	·	·	Putenfleisch ohne Knochen
60	190	8	130	18	1,0	·	25	1,0	0,04	0,12	6,4	·	·	·	Suppenhuhn
45	220	18	165	20	1,0	·	9	0,8	0,07	0,13	7,7	·	·	·	Truthahn (Puter)

Fische und Fischwaren

45	150	12	155	15	0,4	21	690	5,6	0,13	0,22	1,8	0,20	0,7	1	Aal
55	355	11	160	22	0,4	42	25	0,7	0,06	0,06	4,7	0,34	0,8	·	Heilbutt
80	250	24	175	22	0,8	250	25	1,0	0,03	0,15	2,7	0,32	6,0	0,3	Hering[1] (ganzer Fisch)
120	315	35	250	22	1,1	·	40	·	0,05	0,25	4,0	·	·	0,5	Hering (Filet)
90	220	·	·	·	·	·	·	·	0,07	0,39	·	·	·	·	Hering, Rogen
50	270	18	140	·	0,3	150	7	0,2	0,03	0,02	1,0	0,15	0,4	1	Kabeljau, Dorsch (ganzer Fisch)
85	350	11	190	19	0,5	·	10	·	0,05	0,05	2,0	·	·	2	Kabeljau, Dorsch (Filet)
65	280	9	155	·	0,1	·	·	·	0,06	0,04	1,5	·	·	2	Kabeljau, TK, paniert
35	235	8	170	19	0,7	19	40	·	0,11	0,11	4,8	0,63	1,9	·	Lachs (Salm)
62	255	8	160	20	0,7	20	70	0,8	0,08	0,23	4,9	0,41	5,9	·	Makrele

Lebensmittel	Energiegehalt in 100 g eßbarem Anteil kcal	Abfall %	Protein g	Fett g	Fettsäuren			Cholesterol mg	Kohlenhydrate		Energie	
					gesättigte g	einf. unges. g	mehrf. unges. g		verwertbare g	Ballaststoffe g	kJ	kcal
Rotbarsch, Goldbarsch (Filet)	114	0	18	4	1,2	·	1,2	40	+		475	114
Rotbarsch, TK, paniert	142	0	16	3	0,9	·	0,9	30	11		595	142
Schellfisch (Filet)	80	0	18	+	0,4	·	0,4	30	+		335	80
Seelachs (Filet)	88	0	18	1	0,4	0,3	0,4	35	+		370	88
Seezunge (Filet)	90	29	12	1	0,5	·	·	35	·		280	66
Forelle,												
Bach-, Regenbogenforelle	112	48	10	1	0,3	0,3	0,5	30	+		245	58
Hecht	89	45	10	0,5	+	0,1	0,2	35	+		205	49
Karpfen	125	48	9	3	0,5	1,1	0,7	35	+		270	65
Aal, geräuchert	350	24	14	22	6,5	10,1	2,5	·	·		1120	267
Bückling, geräuchert	232	37	14	9	3,4	·	2,1	70	+		610	146
Seelachs, geräuchert	108	18	19	1	·	·	·	60			365	87
Hering, mariniert												
(Bismarckhering)	225	5	16	15	5,7	·	3,5	60	·		895	214
Salzhering (Pökelhering)	233	57	9	7	1,5	1,3	1,9	60	+		420	100
Makrele, geräuchert	238	31	14	11	2,5	2,6	1,5	55	·		685	164
Matjeshering (Filet)	285	0	16	23	9,0	·	5,0	60	·		1190	285
Heringsfilet in Tomatensauce	218	0	15	15	·	·	·	·		2	910	218
Lachs in Dosen	178	2	21	9	·	·	·	35	·		730	174
Ölsardinen (nur feste Teile)	238	0	24	14	2,2	4,2	4,8	140	1		995	238
Thunfisch in Öl												
(feste und flüssige Teile)	303	0	24	21	·	·	·	30	·		1270	303
Krabben in Dosen	84	0	18	1	·	·	·	150	1		350	84
Fischstäbchen, TK	200	0	16	7	·	·	·	·		20	840	200

Mineralstoffe							Vitamine								Lebensmittel
Natrium	Kalium	Calcium	Phosphor	Magnesium	Eisen	Fluorid	A	E	B_1	B_2	Niacin	B_6	B_{12}	C	
mg	mg	mg	mg	mg	mg	µg	µg	mg	mg	mg	mg	mg	µg	mg	
80	345	20	200	14	0,7	70	12	0,6	0,10	0,10	2,5	·	1,8	1	Rotbarsch, Goldbarsch (Filet)
60	275	16	165	·	0,6	·	9	·	0,10	0,08	2,0	·	·	1	Rotbarsch, TK, paniert
115	300	18	175	14	0,6	90	17	0,2	0,05	0,15	3,0	·	·	·	Schellfisch (Filet)
80	375	14	300	23	1,0	·	11	·	0,10	0,35	4,0	·	2,3	·	Seelachs (Filet)
71	220	21	140	35	0,6	·	·	·	0,04	0,07	2,1	·	·	+	Seezunge (Filet)
															Forelle,
20	240	9	125	14	0,3	16	25	0,2	0,04	0,04	1,8	·	·	·	Bach-, Regenbogenforelle
35	140	11	105	14	0,6	44	8	0,1	0,05	0,03	0,9	0,08	·	·	Hecht
25	160	25	110	16	0,6	17	25	0,3	0,04	0,03	1,0	0,08	·	1	Karpfen
380	185	14	190	14	0,5	140	710	·	0,14	0,28	2,7	0,12	0,8	·	Aal, geräuchert
455	180	20	160	23	0,9	260	9	1,1	0,03	0,20	2,0	0,36	6,9	·	Bückling, geräuchert
530	325	20	160	·	·	·	9	·	0,05	0,10	2,5	·	·	·	Seelachs, geräuchert
															Hering, mariniert
980	95	35	140	11	·	·	35	·	0,05	0,20	·	0,14	·	·	(Bismarckhering)
2550	105	50	145	17	8,6	·	20	·	0,02	0,12	1,3	0,09	2,6	+	Salzhering (Pökelhering)
180	190	3	165	·	0,8	·	40	·	0,10	0,24	6,9	0,35	·	·	Makrele, geräuchert
2500	235	45	200	35	1,3	·	·	·	·	·	·	·	·	·	Matjeshering (Filet)
525	350	50	190	61	1,9	·	240	3,1	0,06	0,18	2,6	·	6,0	1	Heringsfilet in Tomatensauce
530	295	180	285	29	1,1	·	60	·	0,03	0,17	6,7	0,44	4,4	+	Lachs in Dosen
505	395	330	430	52	2,7	1600	60	1,7	0,04	0,30	6,5	0,22	0,2	+	Ölsardinen (nur feste Teile)
															Thunfisch in Öl
360	345	7	295	28	1,2	230	370	·	0,05	0,06	10,8	0,25	1,3	+	(feste und flüssige Teile)
350	290	75	210	·	2,0	·	18	1,2	+	0,05	2,0	·	0,5	·	Krabben in Dosen
·	·	·	·	·	·	·	·	·	·	·	·	·	·	·	Fischstäbchen, TK

Lebensmittel	Energie-gehalt in 100 g eßbarem Anteil kcal	Abfall %	Pro-tein g	Fett g	Fettsäuren ge-sättigte g	Fettsäuren einf. unges. g	Fettsäuren mehrf. unges. g	Cho-lesterol mg	Kohlenhydrate verwert-bare g	Kohlenhydrate Ballast-stoffe g	Energie kJ	Energie kcal

Der eßbare Teil von 100 g eingekaufter Ware enthält:

Eier

Lebensmittel	kcal	%	g	g	ges. g	einf. unges. g	mehrf. unges. g	mg	verwert. g	Ballast. g	kJ	kcal
Hühnerei	167	12	11	10	2,7	4,2	1,3	350	1		615	147
Hühnerei, St. ca. 57 g	95	12	7	6	1,5	2,4	0,7	200	+		350	84
Hühnereidotter (Flüssigeigelb)	377	0	16	32	9,2	13,2	4,5	1260	+		1575	377
Hühnereiklar (Flüssigeiweiß)	55	0	11	+	+	·	+	·	1		230	55
Hühnervollei, getrocknet (Trockenvollei)	614	0	46	42	11,6	17,5	5,6	1440	2		2570	614

Milch und Milcherzeugnisse

Lebensmittel	kcal	%	g	g	ges. g	einf. unges. g	mehrf. unges. g	mg	verwert. g	Ballast. g	kJ	kcal
Kuhmilch, 3,5% Fett (Vollmilch)	67	0	3,3	3,5	2,1	1,0	0,1	10	5		280	67
Vollmilch (Roh-, Vorzugsmilch)	69	0	3,3	3,8	2,4	1,1	0,2	10	5		290	69
Teilentrahmte (fettarme) Milch	49	0	3,4	1,6	1,0	0,4	0,1	5	5		205	49
Entrahmte Milch (Magermilch)	36	0	3,5	0,1	+	+	+	2	5		150	36
Buttermilch	39	0	3,5	0,5	0,5	·	+	5	5		165	39
Kondensmilch, ungez. (7,5% Fett)	137	0	6,5	7,5	4,3	2,3	0,2	25	10		570	137
Kondensmilch (10% Fett)	182	0	8,8	10,0	·	·	0,3	35	13		760	182
Kondensmilch „Leichte 4"	113	0	7,6	4,0	·	·	·	15	11		475	113
Trockenvollmilch (Pulver)	500	0	25,2	26,0	15,8	8,4	0,7	95	37		2090	500
Trockenmagermilch (Magermilchpulver)	374	0	35,0	1,0	0,6	0,2	+	5	53		1565	374
Kakaotrunk aus Magermilch	60	0	3,5	0,5	0,8	·	0,1	5	9		250	60
Schlagsahne mit 30% Fett	317	0	2,4	31,0	18,2	9,3	1,0	110	3		1325	317
Sahne (Rahm)	127	0	3,1	11,0	6,9	3,2	0,4	35	4		530	127

Natrium mg	Kalium mg	Calcium mg	Phosphor mg	Magnesium mg	Eisen mg	Fluorid µg	A µg	Carotin µg	E mg	B₁ mg	B₂ mg	Niacin mg	B₆ mg	B₁₂ µg	C mg	Lebensmittel
																Eier
125	130	50	190	11	1,9	100	190	·	0,9	0,10	0,25	0,1	0,11	·	+	Hühnerei
70	75	30	110	6	1,1	57	110	·	0,5	0,05	0,15	0,1	0,06	·	+	Hühnerei, St. ca. 57 g
																Hühnereidotter
50	140	140	590	16	7,2	30	550	·	3,1	0,30	0,40	0,1	0,30	2,0	+	(Flüssigeigelb)
																Hühnereiklar
170	155	11	20	12	0,2	·	·	·		0,02	0,30	0,1	0,01	0,1	0,3	(Flüssigeiweiß)
520	490	190	755	46	8,8	·	800	·	3,9	0,45	1,40	0,2	0,08	9,6	+	Hühnervollei, getrocknet (Trockenvollei)
																Milch und Milcherzeugnisse
50	155	120	90	12	0,1	17	28	17	0,1	0,04	0,18	0,1	0,05	0,4	1,7	Kuhmilch, 3,5% Fett (Vollmilch)
50	155	120	90	12	0,1	17	30	18	0,1	0,04	0,18	0,1	0,05	0,4	1,7	Kuhmilch (Roh-, Vorzugsmilch)
50	155	120	90	12	0,1	17	13	8	·	0,04	0,18	0,1	0,05	0,4	1,7	Teilentrahmte (fettarme) Milch
55	150	125	95	14	0,1	·	2	·	+	0,04	0,17	0,1	0,05	0,3	+	Entrahmte Milch (Magermilch)
55	145	110	90	16	0,1	10	8	9	0,1	0,03	0,16	0,1	0,04	0,2	0,6	Buttermilch
100	320	240	190	27	0,1	35	48	34	0,2	0,07	0,37	0,2	0,06	0,4	2,1	Kondensmilch, ungez. (7,5% Fett)
130	420	315	245	35	0,1	46	64	45	0,2	0,09	0,48	0,3	0,08	0,5	2,7	Kondensmilch (10% Fett)
110	330	260	220	26	0,1	·	50	30	0,1	0,07	0,37	0,2	·	·	1,0	Kondensmilch „Leichte 4"
370	1160	920	715	110	0,7	120	230	140	0,8	0,27	1,40	0,7	0,20	2,4	11,0	Trockenvollmilch (Pulver)
																Trockenmagermilch
560	1580	1290	1000	110	0,8	·	12	10	+	0,34	2,20	1,1	0,28	2,2	2,0	(Magermilchpulver)
50	170	120	110	12	0,3	·	·		0,1	0,04	0,18	0,1	·	·	1,0	Kakaotrunk aus Magermilch
35	110	80	65	10	+	12	250	150	0,8	0,03	0,15	0,1	0,04	0,4	1,0	Schlagsahne mit 30% Fett
40	130	100	85	11	0,1	17	66	50	0,3	0,03	0,16	0,1	0,04	0,4	1,0	Sahne (Rahm)

Der eßbare Teil von 100 g eingekaufter Ware enthält: — Mineralstoffe / Vitamine

Lebensmittel	Energie-gehalt in 100 g eßbarem Anteil kcal	Abfall %	Pro-tein g	Fett g	Fettsäuren			Cho-lesterol mg	Kohlenhydrate		Energie	
					ge-sättigte g	einf. unges. g	mehrf. unges. g		verwert-bare g	Ballast-stoffe g	kJ	kcal
Sahne (sauer)	196	0	2,8	18	11,1	5,1	0,7	60		4	820	196
Kefir	66	0	3,3	3,5	·	·	·	15		5	275	66
Vollmilch-Joghurt	73	0	3,9	3,8	2,3	1,0	0,2	10		5	305	73
Joghurt mit Früchten 3,5% Fett	103	0	3,9	2,6	·	·	·	10		15	430	103
Joghurt, fettarm 1,5% Fett	53	0	3,6	1,6	0,9	0,4	0,1	5		6	220	53
Joghurt mit Früchten, fettarm	82	0	3,6	1,3	·	·	·	5		14	345	82
Joghurt aus entrahmter Milch	39	0	4,4	0,1	·	·	+	+		5	165	39
Schokoladenpudding, verzehrfertig	138	0	3,5	4,0	·	·	·	5	·	21	575	138
Vanillepudding, verzehrfertig	112	0	3,5	3,0	·	·	·	5		17	470	112
Eiscreme	209	0	3,9	11,2	7,3	·	0,4	40		21	875	209
Emmentaler Käse (45% Fett i.Tr.)	403	6	27	28,0	16,8	6,8	1,0	85		+	1585	379
Parmesankäse	396	5	34	24,5	15,0	6,7	0,6	65		·	1575	376
Limburger Käse (20% Fett i.Tr.)	196	0	26	9,0	5,1	2,6	0,2			+	820	196
Edamer Käse, fett (40% Fett i.Tr.)	331	0	25	22,0	13,7	6,3	0,5	65		·	1385	331
Hüttenkäse	108	0	11	5,0	1,7	0,9	0,1	18		4	450	108
Doppelrahmfrischkäse (60% Fett i.Tr.)	353	0	11	32,0	18,9	8,4	1,0	105		3	1475	353
Camembert (45% Fett i.Tr.)	299	0	21	22,0	6,7	6,1	0,7	60		+	1250	299
Schmelzkäse (45% Fett i.Tr.)	282	0	14	24,0	14,6	·	0,7	80		·	1175	282
Schmelzkäse, halbfett	211	0	25	9,0	5,5	·	0,3	30		6	880	211
Magerkäse, unter 10% Fett i.Tr.	132	0	30	1,0	+	·	+	5		·	555	132
Speisequark (mager)	78	0	14	0,3	+	·	+	1		4	325	78
Speisequark (20% Fett i.Tr.)	116	0	13	5,0	3,1	1,4	0,2	15		3	485	116
Sahnequark (40% Fett i.Tr.)	167	0	11	11,0	6,9	3,1	0,4	35		3	700	167

Der eßbare Teil von 100 g eingekaufter Ware enthält:

Mineralstoffe							Vitamine									Lebensmittel
Natrium	Kalium	Calcium	Phos-phor	Magne-sium	Eisen	Fluorid	A	Carotin	E	B_1	B_2	Niacin	B_6	B_{12}	C	
mg	mg	mg	mg	mg	mg	µg	µg	µg	mg	mg	mg	mg	mg	µg	mg	
53	145	100	80	11	0,6	·	120	·	·	0,04	0,15	0,1	0,02	0,3	0,9	Sahne (sauer)
46	160	120	90	14	0,1	·	50	·	0,1	0,04	0,17	0,1	·	·	1,0	Kefir
48	160	120	90	12	+	17	30	18	0,1	0,04	0,18	0,1	0,05	0,1	1,0	Vollmilch-Joghurt
40	130	125	95	10	·	·	30	20	0,1	0,03	0,15	0,1	·	·	1,0	Joghurt mit Früchten 3,5% Fett
45	150	115	85	11	+	16	13	8	+	0,04	0,17	0,1	0,04	0,4	1,6	Joghurt, fettarm, 1,5% Fett
40	130	115	90	11	·	·	13	20	+	0,03	0,15	0,1	·	·	1,0	Joghurt mit Früchten, fettarm
55	190	145	110	14	0,1	20	0,8	0,5	+	0,04	0,18	0,1	0,05	0,4	1,7	Joghurt aus entrahmter Milch
40	120	100	80	10	0,1	·	·	·	0,2	0,03	0,14	0,1	·	·	2,0	Schokoladenpudding, verzehrf.
40	120	100	80	10	·	·	·	·	0,1	0,14	0,04	0,1	·	·	2,0	Vanillepudding, verzehrfertig
110	100	140	115	13	0,1	·	130	·	0,5	0,04	0,25	0,1	·	·	+	Eiscreme
425	100	960	600	33	0,3	56	300	130	0,3	0,05	0,32	0,2	0,06	2,1	0,5	Emmentaler Käse (45% Fett i.Tr.)
670	125	1230	810	42	1,0	·	320	·	0,8	0,02	0,59	0,2	0,09	·	·	Parmesankäse
1280	115	510	285	39	0,4	·	37	20	0,2	0,04	0,58	1,2	·	·	+	Limburger Käse (20% Fett i.Tr.)
860	470	750	100	30	0,3	67	220	57	0,3	0,05	0,35	0,1	0,07	1,8	+	Edamer Käse, fett (40% Fett i.Tr.)
390	·	·	·	·	·	·	50	30	·	·	·	·	·	·	·	Hüttenkäse
375	95	80	135	7	0,6	·	300	150	0,7	0,05	0,23	0,1	0,06	0,5	+	Doppelrahmfrischkäse (60% F.i.Tr.)
980	110	570	350	17	0,2	25	330	190	0,5	0,05	0,60	1,1	0,25	2,8	+	Camembert (45% Fett i.Tr.)
1260	65	545	945	24	1,0	·	300	100	·	0,03	0,38	0,2	0,07	0,3	·	Schmelzkäse (45% Fett i.Tr.)
1200	150	800	1000	45	1,0	·	70	30	0,3	0,03	0,38	0,2	·	·	·	Schmelzkäse, halbfett
1520	105	125	265	13	0,3	·	·	·	·	0,03	0,36	0,7	·	·	1,0	Magerkäse, unter 10% Fett i.Tr.
40	95	90	160	12	0,4	25	2,1	1,3	+	0,04	0,30	0,2	0,10	0,9	0,7	Speisequark, mager
35	85	85	165	11	0,4	23	40	24	0,1	0,04	0,27	0,1	0,09	0,8	0,6	Speisequark (20% Fett i.Tr.)
35	80	95	185	10	0,3	22	90	54	0,3	0,03	0,24	0,1	0,08	0,7	0,5	Sahnequark (40% Fett i.Tr.)

Der eßbare Teil von 100 g eingekaufter Ware enthält:

Lebensmittel	Energiegehalt in 100 g eßbarem Anteil kcal	Abfall %	Protein g	Fett g	Fettsäuren gesättigte g	Fettsäuren einf. unges. g	Fettsäuren mehrf. unges. g	Cholesterol mg	Kohlenhydrate verwertbare g	Kohlenhydrate Ballaststoffe g	Energie kJ	Energie kcal

Der eßbare Teil von 100 g eingekaufter Ware enthält:

Öle und Fette (pflanzliche und tierische)

Lebensmittel	kcal	%	g	g	ges. g	einf. unges. g	mehrf. unges. g	mg	verwert. g	Ballast. g	kJ	kcal
Butter, Deutsche Marken-, Molkerei-, Kochbutter	773	0	1	83	49,3	21,9	3,0	240	+		3230	773
Halbfettmargarine	380	0	2	40	10,4	10,1	17,5	5	+		1590	380
Halbflüssige Fritier- und Bratfette	910	0	+	99	22,0	.	30,0	0	+		3810	910
Kokosfett	924	0	1	99	86,5	6,7	1,4	1	+		3865	924
Maiskeimöl	930	0	+	100	12,9	31,6	50,9	+	+		3890	930
Margarine	746	0	+	80	23,8	29,5	22,5	115	+		3120	746
Mayonnaise (80% Fett)	774	0	2	83	11,2	.	48,8	140	3		3240	774
Olivenöl	926	0	+	100	13,6	73,2	9,0	.	+		3875	926
Pflanzenmargarine	745	0	+	80	21,7	28,5	26,0	7	0,4		3120	745
Remoulade	490	0	1	50	.	.	.	.	9		2050	490
Rindertalg	920	0	1	97	46,9	41,5	5,0	100	+		3850	920
Salat-Dressing i. D.	237	0	2	21	.	.	.	.	10		990	237
Salatmayonnaise	509	0	1	52	7,3	.	31,7	80	5		2130	509
Schweineschmalz	948	0	+	100	38,0	44,9	11,3	85	+		3965	948
Sonnenblumenöl	928	0	+	100[1]	11,5	22,4	60,7	1	.		3885	928

Getreideerzeugnisse / Nährmittel

Lebensmittel	kcal	%	g	g	ges. g	einf. unges. g	mehrf. unges. g	mg	verwert. g	Ballast. g	kJ	kcal
Buchweizengrütze	339	0	8	2	.	.	0,6		73	3,2	1420	339
Cornflakes	357	0	7	1	0,1	0,1	0,3	.	80	4,0	1490	357
Eierteigwaren (Nudeln)	362	0	12	3	0,3	0,4	0,9	95	70	3,4	1515	362
Gerstengraupen	340	0	10	1	24,7	11,9	63,1		71	4,6	1425	340
Gerstenmehl	360	0	10	2	0,5	0,2	1,3	.	75		1510	360
Grünkernmehl	370	0	10	2	.	.	.	.	77		1550	370

[1] 60 g Linolsäure

	Mineralstoffe								Vitamine							Lebensmittel
Natrium mg	Kalium mg	Calcium mg	Phosphor mg	Magnesium mg	Eisen mg	Fluorid µg	A µg	Carotin µg	E mg	B_1 mg	B_2 mg	Niacin mg	B_6 mg	B_{12} µg	C mg	

Öle und Fette (pflanzliche und tierische)

Natrium mg	Kalium mg	Calcium mg	Phosphor mg	Magnesium mg	Eisen mg	Fluorid µg	A µg	Carotin µg	E mg	B_1 mg	B_2 mg	Niacin mg	B_6 mg	B_{12} µg	C mg	Lebensmittel
5	15	13	20	3	0,1	130	590	380	2,2	0,05	0,02	0,03	0,05	+	+	Butter, Deutsche Marken-, Molkerei-, Kochbutter
390	7	12	8	1	+	·	500	500	6,0	·	·	·	·	·	·	Halbfettmargarine
·	·	·	·	·	·	·	·	·	·	·	·	·	·	·	·	Halbflüssige Fritier- und Bratfette
2	2	2	1	+	+	·	·	·	3,2	·	·	·	·	·	·	Kokosfett
1	1	15	·	·	1,3	·	·	140	84,0	·	·	·	·	·	·	Maiskeimöl
100	7	10	10	1	0,1	·	530	650	16,0	+	+	+	·	·	+	Margarine
480	18	20	60	23	1,0	·	75	25	58,0	0,04	0,04	0,2	·	·	·	Mayonnaise (80% Fett)
1	1	·	·	·	·	·	120	·	12,0	·	·	·	·	·	·	Olivenöl
100	·	·	·	·	·	·	500	650	16,0	·	·	·	·	·	·	Pflanzenmargarine
·	·	·	·	·	·	·	·	·	·	·	·	·	·	·	·	Remoulade
10	6	+	7	·	0,3	·	220	220	1,3	+	+	+	·	·	1	Rindertalg
·	·	·	·	1	·	·	·	·	·	·	·	·	·	·	·	Salat-Dressing i. D.
400	40	35	90	·	0,8	·	·	·	·	·	·	·	·	·	·	Salatmayonnaise
1	1	·	·	·	·	·	·	·	1,6	+	+	+	·	·	+	Schweineschmalz
·	1	·	·	1	·	·	0	26	55,0	·	·	·	·	·	·	Sonnenblumenöl

Getreideerzeugnisse / Nährmittel

Natrium mg	Kalium mg	Calcium mg	Phosphor mg	Magnesium mg	Eisen mg	Fluorid µg	A µg	Carotin µg	E mg	B_1 mg	B_2 mg	Niacin mg	B_6 mg	B_{12} µg	C mg	Lebensmittel
1	220	12	150	48	2,0	·	·	·	·	0,28	0,08	2,8	0,40	·	+	Buchweizengrütze
920	140	13	60	14	2,0	·	·	·	0,4	0,06	0,06	1,4	0,07	·	+	Cornflakes
15	165	25	190	67	1,6	80	65	·	0,3	0,17	0,07	1,9	0,06	·	+	Eierteigwaren (Nudeln)
5	190	14	190	·	2,0	+	·	·	0,2	0,10	0,08	3,1	0,22	·	+	Gerstengraupen
·	460	40	·	155	·	·	·	·	·	0,16	0,08	5,5	·	·	·	Gerstenmehl
3	350	20	·	·	·	·	·	·	·	·	·	·	·	·	·	Grünkernmehl

[1]) Vitamin-A-Gehalt je nach Höhe der Vitaminierung

Lebensmittel	Energie-gehalt in 100 g eßbarem Anteil kcal	Abfall %	Pro-tein g	Fett g	Fettsäuren			Cho-lesterol mg	Kohlenhydrate		Energie	
					ge-sättigte g	einf. unges. g	mehrf. unges. g		verwert-bare g	Ballast-stoffe g	kJ	kcal
Haferflocken	375	0	13	7	1,4	2,6	2,7	·	63,3	5,4	1570	375
Hirseflocken	340	0	8	+	·	·	·	·	75		1425	340
Leinsamen, geschrotet	420	0	19	31	1,9	·	22,0	·	13		1760	420
Mais, ganzes Korn	333	0	9	4	0,6	1,1	1,7	·	64,7	9,2	1390	333
Maismehl	367	0	8	3	0,4	0,9	1,4	·	76		1535	367
Maisstärkemehl	346	0	+	+	·	·	·	·	86		1450	346
Müsli (Früchtemüsli)	371	0	11	6	·	·	·	·	68		1550	371
Reis, parboiled	359	0	7	1	·	·	·	·	80		1505	359
Reis, poliert	348	0	7	1	0,1	0,2	0,2	·	77,7	1,4	1455	348
Reis, Vollreis	347	0	7	2	0,6	0,6	0,8	·	73,4	2,9	1450	347
Roggenmehl, Type 1150	321	0	8	1	·	·	·	· ·	67,8	8,0	1345	321
Roggenmehl, Type 1800	290	0	10	2	·	·	·	·	59,0	13,7	1230	290
Vollkornnudeln	343	0	15	3	·	·	0,3	·	64,0	8,0	1435	343
Weizengrieß	327	0	10	1	·	·	·	·	69,0	7,1	1365	327
Weizenkeime	301	0	27	9	1,9	1,6	5,0	·	23,6	24,7	1260	301
Weizenkleie	193	0	15	5	0,7	0,7	2,4	·	20,5	42,4	805	193
Weizenmehl, Type 405	338	0	10	1	·	·	·	·	70,9	4,0	1415	338
Weizenmehl, Type 550	338	0	10	1	·	·	·	·	70,8	4,1	1415	338
Weizenmehl, Type 1050	336	0	11	2	·	·	·	·	67,2	5,2	1405	336
Weizenvollkornmehl	351	0	12	2	·	·	·	·	69		1470	351
Brötchen (Semmeln)	254	0	8	2	+	·	+	·	49,6	3,0	1060	254
Grahambrot	219	0	8	1	·	0,3	0,4	·	43,5	6,4	915	219
Knäckebrot	317	0	9	1	·	·	·	·	65,3	14,6	1325	317
Leinsamenbrot	280	0	8	4	·	·	·	·	47		1170	280
Mischbrot (Roggen-Weizen)	221	0	6	1	·	·	·	·	45,4	6,2	925	221
Pumpernickel	204	0	7	1	·	·	·	·	41,1	9,8	855	204
Roggenbrot	228	0	6	1	·	·	·	·	47,6	5,5	955	228

Natrium	Kalium	Calcium	Phosphor	Magnesium	Eisen	Fluorid	A	Carotin	E	B1	B2	Niacin	B6	B12	C	Lebensmittel
mg	mg	mg	mg	mg	mg	µg	µg	µg	mg	mg	mg	mg	mg	µg	mg	
5	335	55	390	140	4,6	37	·	·	3,7	0,59	0,15	1,0	0,16	·	+	Haferflocken
3	320	25	310	·	5,9	·	·	·	·	0,30	0,15	4,5	·	·	·	Hirseflocken
+	590	260	+	·	·	·	·	·	·	0,41	0,96	4,9	·	·	·	Leinsamen, geschrotet
6	330	15	255	120	1,5	62	·	370	6,6	0,36	0,20	1,5	0,40	·	+	Mais, ganzes Korn
1	120	18	255	47	2,4	·	·	300	1,3	0,44	0,13	1,9	0,06	·	+	Maismehl
3	7	+	30	2	0,5	·	·	·	·	+	0,01	0,3	0,01	·	+	Maisstärkemehl
50	435	55	290	·	3,0	·	·	·	·	0,36	0,15	2,2	·	·	·	Müsli (Früchtemüsli)
·	90	24	·	·	2,9	·	·	·	·	0,44	0,03	3,5	·	·	·	Reis, parboiled
6	105	6	120	64	0,6	50	·	·	0,1	0,06	0,03	1,3	0,15	·	+	Reis, poliert
10	150	23	325	157	2,6	50	·	·	0,8	0,40	0,09	5,2	0,68	·	+	Reis, Vollreis
1	295	20	195	67	2,4	·	·	·	·	0,22	0,10	1,2	·	·	·	Roggenmehl, Type 1150
2	440	25	325	85	·	·	·	·	·	0,30	0,14	1,9	·	·	·	Roggenmehl, Type 1800
32	165	25	172	53	3,8	·	·	·	·	0,31	0,13	3,1	0,20	·	·	Vollkornnudeln
1	110	17	85	173	1,0	·	·	·	1,8	0,10	0,05	1,5	0,09	·	·	Weizengrieß
5	835	69	1100	250	8,1	·	·	·	27,6	2,00	0,72	4,5	3,30	·	·	Weizenkeime
2	1400	43	1300	590	3,6	·	·	5	9,8	0,65	0,51	18,0	2,50	·	+	Weizenkleie
2	110	15	75	·	2,0	·	·	·	2,3	0,05	0,03	0,7	0,18	·	·	Weizenmehl, Type 405
3	125	16	115	10	1,1	·	·	·	2,0	0,10	0,10	0,5	0,10	·	+	Weizenmehl, Type 550
2	205	14	210	53	2,8	·	·	·	3,7	0,45	0,07	1,4	0,28	·	+	Weizenmehl, Type 1050
3	335	32	345	124	3,4	·	·	·	3,2	0,50	0,10	5,0	·	·	·	Weizenvollkornmehl
555	110	27	100	30	1,2	1	·	·	0,4	0,10	0,05	1,1	0,04	·	+	Brötchen (Semmeln)
430	210	45	245	42	1,6	·	·	·	·	0,21	0,10	2,5	0,24	·	+	Grahambrot
465	435	55	300	68	4,7	·	·	·	4,0	0,20	0,18	1,1	0,30	·	+	Knäckebrot
·	·	·	·	·	·	·	·	·	·	·	·	·	·	·	·	Leinsamenbrot
535	185	23	135	75	2,4	·	·	·	·	0,15	0,10	0,9	0,12	·	+	Mischbrot (Roggen-Weizen)
370	340	55	145	80	·	·	·	·	·	0,05	·	·	·	·	·	Pumpernickel
550	170	30	120	35	2,5	13	·	·	0,2	0,20	0,10	0,9	·	·	+	Roggenbrot

Der eßbare Teil von 100 g eingekaufter Ware enthält: — Mineralstoffe / Vitamine

Lebensmittel	Energie-gehalt in 100 g eßbarem Anteil kcal	Abfall %	Pro-tein g	Fett g	Fettsäuren			Cho-lesterol mg	Kohlenhydrate		Energie	
					ge-sättigte g	einf. unges. g	mehrf. unges. g		verwert-bare g	Ballast-stoffe g	kJ	kcal
Roggenvollkornbrot	205	0	7	1	0,2	0,3	0,4	·	40,8	7,7	860	205
Weizentoastbrot	265	0	7	4	·	·	·	·	48,1	3,6	1105	265
Weizenvollkornbrot	205	0	7	1	·	·	·	·	41,4	7,5	860	205
Zwieback, eifrei	374	0	9	4	1,7	1,3	1,0	·	73,1	3,5	1565	374
Biskuit	441	0	9	5	2,0	·	0,1	280	82		1845	441
Blätterteig	413	0	5	30	·	·	·	·	32		1730	413
Kuchen i. D.	314	0	7	13	·	·	·	·	39		1315	314
Käsegebäck	570	0	10	38	·	·	·	·	46		2390	570
Kräcker	250	0	4	8	·	·	·	·	40		1070	250
Paniermehl	352	0	13	1	·	·	·	·	72		1470	352
Puddingpulver	366	0	5	2	·	·	·	·	80		1530	366
Bäckerhefe, gepreßt	74	0	17	1	·	·	·	·	·		310	74
Bierhefe, getrocknet	219	0	48	4	·	·	·	·	36		915	219

							Der eßbare Teil von 100 g eingekaufter Ware enthält:									
Mineralstoffe							Vitamine									**Lebensmittel**
Natrium	Kalium	Calcium	Phosphor	Magnesium	Eisen	Fluorid	A	Carotin	E	B$_1$	B$_2$	Niacin	B$_6$	B$_{12}$	C	
mg	mg	mg	mg	mg	mg	µg	µg	µg	mg	mg	mg	mg	mg	µg	mg	
525	290	45	195	35	3,3	·	·	·	2,4	0,20	0,15	0,6	·	·	·	Roggenvollkornbrot
550	160	110	90	·	2,2	·	·	·	·	0,17	0,04	1,8	·	·	·	Weizentoastbrot
380	270	65	195	90	2,0	·	·	·	·	0,25	0,15	3,3	0,35	·	+	Weizenvollkornbrot
265	160	40	130	16	1,5	·	·	·	2,5	·	·	1,3	0,10	·	·	Zwieback, eifrei
50	145	30	·	·	·	·	·	·	2,3	·	·	·	·	·	·	Biskuit
·	·	·	·	·	·	·	·	·	·	·	·	·	·	·	·	Blätterteig
·	·	80	100	·	1,0	·	·	·	·	0,15	0,10	0,5	·	·	1	Kuchen i. D.
·	·	·	·	·	·	·	·	·	·	·	·	·	·	·	·	Käsegebäck
·	·	·	·	·	·	·	·	·	·	·	·	·	·	·	·	Kräcker
·	·	·	·	·	·	·	·	·	·	·	·	·	·	·	·	Paniermehl
·	·	115	90	·	+	·	·	·	·	0,05	0,15	+	·	·	+	Puddingpulver
35	650	30	605	·	4,9	·	·	·	0,1	1,45	2,30	17,4	·	·	·	Bäckerhefe, gepreßt
75	1410	50	2	·	17,6	·	·	·	·	12,0	3,77	44,8	4,40	·	+	Bierhefe, getrocknet

Lebensmittel	Energie-gehalt in 100 g eßbarem Anteil kcal	Abfall %	Pro-tein g	Fett g	Fettsäuren ge-sättigte g	Fettsäuren einf. unges. g	Fettsäuren mehrf. unges. g	Cho-lesterol mg	Kohlenhydrate verwert-bare g	Kohlenhydrate Ballast-stoffe g	Energie kJ	Energie kcal

Der eßbare Teil von 100 g eingekaufter Ware enthält:

Kartoffeln

Lebensmittel	kcal	%	g	g	ges. g	einf. g	mehrf. g	mg	verwertbare g	Ballaststoffe g	kJ	kcal
Kartoffeln mit Schalen	70	20	2	+	·	·	·	·	12,3	2,0	235	56
Kartoffeln ohne Schalen	70	0	2	+	·	·	·	·	15,4	2,5	295	70
Trockenkartoffeln[1]	370	0	7	1	·	·	·	·	82		1550	370
Bratkartoffeln, Trockenprod.	350	0	9	1	·	·	·	·	75		1465	350
Kartoffelpuffer, Trockenprod.	329	0	6	1	·	·	·	·	75		1375	329
Kartoffelpuffer, verzehrfertig	247	0	3,5	16	·	·	·	·	23		1035	247
Kartoffelsalat, Trockenprod. (inkl. 2 Eßlöffel Öl)	570	0	10	25	·	·	·	·	73		2385	570
Pommes frites (erhitzt)	293	0	4	15	·	·	·	·	36		1230	293
Kartoffel-Chips	549	0	5	40	·	·	·	·	41		2300	549
Kartoffelknödelmehl[2]	334	0	5	+	·	·	·	·	74		1395	334
Rohe Klöße, verzehrfertig	106	0	1	+	·	·	·	·	24		445	106
Gekochte Klöße, verzehrfertig	117	0	1	·	·	·	·	·	27		490	117
Semmelknödel, verzehrfertig	144	0	6	2	·	·	·	·	26		600	144
Kartoffelpüree (trocken)[3]	321	0	9	1	·	·	·	·	71		1345	321
Kartoffelstärkemehl	335	0	1	+	·	·	·	·	83		1405	335

Hülsenfrüchte

Lebensmittel	kcal	%	g	g	ges. g	einf. g	mehrf. g	mg	verwertbare g	Ballaststoffe g	kJ	kcal
Bohnen, weiße	301	1	21	2	·	·	·	·	47,3	16,8	1245	298
Erbsen, gelbe (geschält)	342	7	23	1	·	·	·	·	56,0	16,0	1330	318
Linsen	325	0	24	1	·	·	·	·	52,0	10,6	1360	325
Sojabohnen (im Glas)	75	0	7	3	·	·	·	·	6		315	75
Sojabohnenkeime	75	0	6	1	·	·	·	·	5		250	60
Sojamehl, vollfett (Sojaflocken)	370	0	37	21	3,0	·	15,5	·	3,1	10,9	1550	370

[1] je 100 g verzehrfertige Zubereitung (ca. 20 g Trockenprodukt) = 75 kcal (310 kJ)   [2] je 100 g verzehrfertige Zubereitung (ca. 30 g Trockenprodukt) entspricht zumindest 1 Knödel = 100 kcal (420 kJ)   [3] je 100 g verzehrfertige Zubereitung (ca. 15 g Trockenprodukt) = 55 kcal (210 kJ), mit 30 g Milch = 75 kcal (310 kJ)

| Der eßbare Teil von 100 g eingekaufter Ware enthält: | | | | | | | | | | | | | | | Lebensmittel |
| Mineralstoffe | | | | | | | Vitamine | | | | | | | | |
Natrium mg	Kalium mg	Calcium mg	Phosphor mg	Magnesium mg	Eisen mg	Fluorid µg	Carotin µg	E mg	B$_1$ mg	B$_2$ mg	Niacin mg	B$_6$ mg	B$_{12}$ µg	C mg	
															Kartoffeln
3	355	8	40	20	0,6	8	8	0,1	0,10	0,05	1,0	0,2	·	14	Kartoffeln mit Schalen
3	445	10	50	25	0,8	10	10	0,1	0,10	0,05	1,2	0,2	·	17	Kartoffeln ohne Schalen
·	·	25	105	·	3,7	·	40	·	0,25	0,10	5,0	·	·	26	Trockenkartoffeln[1]
·	·	·	·	·	·	·	·	0,2	·	·	·	·	·	·	Bratkartoffeln, Trockenprod.
1700	800	25	190	·	1,5	·	·	·	·	·	·	·	·	·	Kartoffelpuffer, Trockenprod.
·	·	·	·	·	·	·	·	·	·	·	·	·	·	·	Kartoffelpuffer, verzehrfertig
·	·	·	·	·	·	·	·	·	·	·	·	·	·	·	Kartoffelsalat, Trockenprod. (inkl. 2 Eßlöffel Öl)
6	925	20	105	43	1,7	·	60	7,3	0,15	0,10	2,5	·	·	28	Pommes frites (erhitzt)
450	1000	52	145	64	2,3	·	60	0,4	0,22	0,10	3,4	·	·	8	Kartoffel-Chips
1190	750	·	110	·	+	·	·	·	·	·	·	·	·	·	Kartoffelknödelmehl[2]
·	·	·	·	·	·	·	·	·	·	·	·	·	·	·	Rohe Klöße, verzehrfertig
·	·	·	·	·	·	·	·	·	·	·	·	·	·	·	Gekochte Klöße, verzehrfertig
·	·	·	·	·	·	·	·	·	·	·	·	·	·	·	Semmelknödel, verzehrfertig
160	1150	30	310	69	2,2	·	·	·	·	·	·	·	·	·	Kartoffelpüree (trocken)[3]
8	15	35	7	6	1,8	·	+	·	+	+	+	+	·	+	Kartoffelstärkemehl
															Hülsenfrüchte
2	1300	105	425	130	6,0	+	65	2,1	0,45	0,16	2,1	0,3	·	3	Bohnen, weiße
26	930	50	375	115	5,0	40	260	5,0	0,75	0,30	3,0	0,1	·	2	Erbsen, gelbe (geschält)
4	810	75	410	77	6,9	26	100	1,3	0,45	0,25	2,2	0,6	·	3	Linsen
4	1440	55	100	205	2,9	·	320	·	0,09	0,09	·	·	·	8	Sojabohnen (im Glas)
·	·	48	67	·	1,0	·	20	0,1	0,23	0,20	0,8	·	·	13	Sojabohnenkeime
4	1870	195	555	245	12,1	110	85	1,5	0,77	0,28	2,2	·	·	+	Sojamehl, vollfett (Sojaflocken)

Süßwaren, Zucker

Lebensmittel	Energiegehalt in 100 g eßbarem Anteil kcal	Abfall %	Protein g	Fett g	Fettsäuren gesättigte g	einf. unges. g	mehrf. unges. g	Cholesterol mg	Kohlenhydrate verwertbare g	Ballaststoffe g	Energie kJ	Energie kcal
Bienenhonig i. D.	305	0	+	.	.	.	.	.	81		1275	305
Bonbons i. D.	390	0	1	.	.	.	.	.	94		1630	390
Diabetikermarmelade	210	0	.	.	.	.	.	.	52		880	210
Fondant	352	0	+	+	.	.	.	.	88		1475	352
Fruchtbonbons	360	0	.	.	.	.	.	.	100		1500	360
Fruchtgummi	350	0	10	.	.	.	.	.	80		1400	350
Halbbitterschokolade	507	0	5	30	1,1	.	.	.	54		2130	507
Kakaopulver, schwach entölt	357	0	20	25	.	.	.	.	10,8	37,7	1495	357
Karamelle, ungefüllt	400	0	.	.	.	.	.	.	100		1700	400
Kokosflocken	444	0	2	18	.	.	0,7	.	69		1865	444
Lakritze	250	0	+	+	.	.	.	.	60		1000	250
Marmelade i. D.	261	0	+	.	.	.	.	.	66		1090	261
Marzipan	497	0	8	25	.	.	.	.	57		2080	497
Milchkaramellen	393	0	3	5	.	.	0,1	.	84		1650	393
Mokkabohnen	533	0	7	33	.	.	.	.	47		2225	533
Negerkuß	400	0	+	11	.	.	.	.	74		1710	400
Nougat	500	0	5	24	.	.	3,1	.	66		2100	500
Nuß-Nougat-Creme	542	0	4	31	.	.	4,5	.	58		2265	542
Popcorn, süß	400	0	13	5	.	.	.	.	78		1700	400
Pralinen i. D.	457	0	5	15	.	.	.	.	70		1910	457
Salmiakpastillen	300	0	.	.	.	.	.	.	70		1150	300
Vollmilchschokolade	550	0	9	32	.	.	.	.	54		2300	550
Weinbrandbohnen o. Kruste	335	0	+	25	.	.	.	.	25		1400	335
Weinbrandkirschen	350	0	+	18	.	.	.	.	45		1465	350
Zucker	400	0	.	.	.	.	.	.	100		1675	400

Der eßbare Teil von 100 g eingekaufter Ware enthält:

	Der eßbare Teil von 100 g eingekaufter Ware enthält:																Lebensmittel
	Mineralstoffe							Vitamine									
Natrium mg	Kalium mg	Calcium mg	Phosphor mg	Magnesium mg	Eisen mg	Fluorid µg	A µg	Carotin µg	E mg	B_1 mg	B_2 mg	Niacin mg	B_6 mg	B_{12} µg	C mg		

Süßwaren, Zucker

Natrium mg	Kalium mg	Calcium mg	Phosphor mg	Magnesium mg	Eisen mg	Fluorid µg	A µg	Carotin µg	E mg	B_1 mg	B_2 mg	Niacin mg	B_6 mg	B_{12} µg	C mg	Lebensmittel
7	45	5	20	6	1,3	·	·	·	·	+	0,05	0,1	·	·	2	Bienenhonig i. D.
·	·	·	·	·	·	·	·	·	·	·	·	·	·	·	·	Bonbons i. D.
·	·	·	·	·	·	·	·	·	·	·	·	·	·	·	·	Diabetikermarmelade
17	2	3	+	3	+	·	·	·	·	+	+	+	·	·	+	Fondant
·	·	·	·	·	·	·	·	·	·	·	·	·	·	·	·	Fruchtbonbons
·	·	·	·	·	·	·	·	·	·	·	·	·	·	·	·	Fruchtgummi
15	450	60	220	290	3,0	·	·	·	·	0,08	0,08	0,7	·	·	0	Halbbitterschokolade
17	1920	115	655	415	12,5	120	·	·	3,2	0,10	0,40	2,7	0,14	·	+	Kakaopulver, schwach entölt
·	·	·	·	·	·	·	·	·	·	·	·	·	·	·	·	Karamelle, ungefüllt
18	195	10	50	·	1,2	·	·	·	·	0,03	+	0,2	·	·	2	Kokosflocken
·	·	·	·	·	·	·	·	·	·	·	·	·	·	·	·	Lakritze
10	15	10	15	4	·	·	·	·	·	+	+	+	·	·	8	Marmelade i. D.
5	210	45	220	120	2,0	·	·	·	9,1	0,10	0,45	1,4	0,06	·	2	Marzipan
·	·	·	·	·	·	·	·	·	·	·	·	·	·	·	·	Milchkaramelle
·	·	·	·	·	·	·	·	·	·	·	·	·	·	·	·	Mokkabohnen
·	·	·	·	·	·	·	·	·	·	·	·	·	·	·	·	Negerkuß
3	155	75	125	·	3,0	·	·	·	·	0,12	0,06	0,4	·	·	1	Nougat
36	440	13	·	76	3,5	·	30	·	14,4	0,23	0,12	·	0,69	·	7	Nuß-Nougat-Creme
·	·	·	·	·	·	·	·	·	·	·	·	·	·	·	·	Popcorn, süß
·	400	·	·	·	·	·	·	·	·	·	·	·	·	·	·	Pralinen i. D.
·	·	·	·	·	·	·	·	·	·	·	·	·	·	·	·	Salmiakpastillen
58	470	215	240	86	2,3	50	53	53	2,9	0,11	0,37	0,5	0,11	·	+	Vollmilchschokolade
·	·	·	·	·	·	·	·	·	·	·	·	·	·	·	·	Weinbrandbohnen o. Kruste
·	·	·	·	·	·	·	·	·	·	·	·	·	·	·	·	Weinbrandkirschen
+	2	1	+	+	0,3	·	·	·	·	·	·	·	·	·	·	Zucker

Gemüse

Lebensmittel	Energiegehalt in 100 g eßbarem Anteil kcal	Abfall %	Protein g	Fett g	Fettsäuren gesättigte g	Fettsäuren einf. unges. g	Fettsäuren mehrf. unges. g	Cholesterol mg	Kohlenhydrate verwertbare g	Kohlenhydrate Ballaststoffe g	Energie kJ	Energie kcal
Artischocke	22	52	1	+	·	·	·	·	1,4	5,2	45	11
Aubergine	17	17	1	+	·	·	·	·	2,2	1,1	60	14
Avocado	228	25	1	18	2,5	12,4	1,5	·	0,3	2,5	715	171
Blumenkohl	22	38	2	0,2	+	+	0,1	·	1,6	1,8	55	14
Bohnen, grün (Schnittbohnen)	34	6	0,2	0,2	0,1	+	0,1	·	5,0	1,8	135	32
Broccoli	26	39	2	2	·	·	·	·	1,7	1,8	65	16
Chicorée	16	11	1	0,2	+	+	0,1	·	2,1	1,1	60	14
Chinakohl	13	21	1	+	·	·	·	·	1,1	1,3	40	10
Dicke Bohnen	55	60	3	+	·	·	·	·	2,0	·	90	22
Endivie	10	23	1	+	·	·	·	·	0,2	1,2	35	8
Erbsen, grün	84	60	3	0,2	+	+	0,1	·	5,0	1,7	140	34
Feldsalat (Rapunzel)	13	0	2	+	·	·	·	·	0,7	1,5	55	13
Fenchelknolle	23	7	2	+	·	·	·	·	2,6	3,1	90	21
Grünkohl (Braunkohl)	36	49	2	0,5	+	+	0,2	·	1,5	2,1	75	18
Gurke, ungeschält	12	26	+	0,2	+	+	0,1	·	1,5	0,7	35	9
Kohlrabi	24	34	1	0,1	+	+	+	·	2,5	1,0	65	16
Kohlrübe	9	17	1	0,1	+	+	0,1	·	0,7		30	7
Kopfsalat	11	32	1	+	+	+	0,1	·	0,8	1,0	30	7
Kürbis	24	30	1	0,1	+	+	+	·	3,0		70	17
Lauch	24	42	1	0,2	+	+	0,1	·	1,9	1,3	60	14
Maiskolben	374	64	3	1	·	·	·	·	19		525	125
Maronen	194	20	2	2	·	·	·	·	33		650	155
Meerrettich	63	47	1	0,2	+	+	0,1	·	7		140	33
Möhren (Karotten, Mohrrüben)	25	19	1	0,2	+	+	0,1	·	4,0	2,8	85	20
Paprikafrucht, -schote	20	23	1	0,3	0,1	+	0,1	·	2,5	1,5	65	15

| | Der eßbare Teil von 100 g eingekaufter Ware enthält: | | | | | | | | | | | | | | Lebensmittel |
| Mineralstoffe | | | | | | | Vitamine | | | | | | | | |
Natrium mg	Kalium mg	Calcium mg	Phosphor mg	Magnesium mg	Eisen mg	Fluorid µg	Carotin µg	E mg	B$_1$ mg	B$_2$ mg	Niacin mg	B$_6$ mg	B$_{12}$ µg	C mg	
															Gemüse
23	170	25	60	12	0,7	·	50	0,1	0,07	0,01	0,4	·	·	4	Artischocke
3	220	11	18	9	0,4	·	25	+	0,03	0,04	0,5	0,07	·	4	Aubergine
2	370	8	30	22	0,4	·	54	1,0	0,06	0,11	0,8	0,40	·	10	Avocado
10	205	12	35	11	0,4	7	20	0,1	0,07	0,06	0,4	0,12	·	45	Blumenkohl
2	235	55	35	24	0,8	11	310	0,3	0,08	0,11	0,5	0,26	·	19	Bohnen, grün (Schnittbohnen)
8	285	65	50	15	0,8	6	1160	0,3	0,06	0,13	0,6	0,10	·	70	Broccoli
4	170	23	23	11	0,7	·	1150	·	0,05	0,03	0,2	0,04	·	9	Chicorée
6	160	30	25	9	0,5	12	60	0,1	0,02	0,03	0,3	0,13	·	28	Chinakohl
·	·	150	460	·	10,0	·	·	·	0,25	0,25	·	·	·	20	Dicke Bohnen
40	265	40	40	8	1,1	·	880	·	0,04	0,09	0,3	·	·	7	Endivie
1	120	10	45	13	0,7	11	150	1,1	0,12	0,06	1,0	0,06	·	10	Erbsen, grün
4	410	35	50	13	1,9	·	3780	·	0,06	0,08	0,4	0,24	·	34	Feldsalat (Rapunzel)
80	460	100	45	45	2,5	·	4370	·	0,21	0,10	0,2	0,09	·	86	Fenchelknolle
20	250	110	45	16	1,0	10	2090	0,9	0,05	0,13	1,1	0,13	·	54	Grünkohl (Braunkohl)
6	105	11	17	6	0,4	15	130	0,1	0,01	0,02	0,2	0,03	·	6	Gurke, ungeschält
20	250	45	35	30	0,6	·	130	·	0,03	0,03	1,2	0,08	·	40	Kohlrabi
8	190	40	25	9	0,4	25	82	·	0,04	0,05	0,7	0,17	·	25	Kohlrübe
7	150	25	20	7	0,8	22	540	0,3	0,04	0,05	0,2	0,04	·	9	Kopfsalat
1	270	15	30	6	0,6	·	1370	1,0	0,03	0,05	0,4	0,08	·	8	Kürbis
3	130	50	25	10	0,6	6	·	0,5	0,06	0,03	0,3	0,15	·	17	Lauch
·	·	·	·	·	·	·	370	·	·	·	·	·	·	·	Maiskolben
1	565	25	70	35	1,1	·	20	1,0	0,16	0,17	0,7	0,28	·	22	Maronen
5	295	55	35	17	0,7	·	10	·	0,07	0,06	0,3	0,10	·	60	Meerrettich
50	235	35	30	15	1,7	22	9720	0,6	0,06	0,04	0,5	0,08	·	6	Möhren (Karotten, Mohrrüben)
1	165	9	20	9	0,6	·	150	2,4	0,05	0,04	0,3	0,21	·	105	Paprikafrucht, -schote

Lebensmittel	Energie-gehalt in 100 g eßbarem Anteil kcal	Abfall %	Pro-tein g	Fett g	Fettsäuren			Cho-lesterol mg	Kohlenhydrate		Energie	
					ge-sättigte g	einf. unges. g	mehrf. unges. g		verwert-bare g	Ballast-stoffe g	kJ	kcal
Radieschen	14	37	1	0,1	+	+	+	·	1,4	1,0	35	9
Rettich	13	24	1	0,1	+	+	0,1	·	1,4	0,9	40	10
Rhabarber	14	22	+	0,1	+	+	0,1	·	2,1	2,5	45	11
Rosenkohl	35	22	3	0,3	+	+	0,2	·	2,9	3,4	115	28
Rote Bete	41	22	1	0,1	+	+	+	·	6,7	2,0	135	32
Rotkohl (Blaukraut)	21	22	1	0,1	+	+	0,1	·	2,8	2,0	70	16
Schwarzwurzel	16	44	1	+	·	·	·	·	0,9	9,5	35	9
Sellerie (Knolle)	18	27	1	0,2	+	+	0,1	·	1,6	3,1	55	13
Spargel	17	26	1	0,1	+	+	0,1	·	1,6	1,1	50	12
Spinat	15	15	2	0,3	+	+	0,1	·	0,5	1,6	55	13
Tomate	19	0	1	0,2	+	+	0,1	·	3,3	1,8	80	19
Weißkohl (Weißkraut)	25	22	1	0,2	+	+	0,1	·	3,6	2,0	80	20
Wirsingkohl	24	28	2	+	·	·	·	·	1,7	1,1	70	17
Zucchini	18	13	1	+	0,1	+	0,2	·	1,8	0,9	65	16
Zwiebel	30	8	1	0,2	0,1	·	0,1	·	5,3	2,8	115	28
Knoblauch	137	12	5	+	+	+	0,1	·	25		505	121
Petersilie, Blatt	25	40		0,2	+	+	0,1	·	0,8	2,6	60	15
Schnittlauch	27	0	4	0,7	0,1	+	0,4	·	1,6	6,0	115	27
Erbsen, grün (in Dosen)	54	0	4	+	·	·	·	·	9		225	54
Grüne Bohnen (in Dosen)	22	0	1	+	·	·	·	·	4		90	22
Maiskörner (in Dosen)	66	0	2	4,0	0,5	1,2	1,7	·	16		275	66
Möhren (in Dosen)	20	0	1	+	·	·	·	·	4		80	20
Gemüsekonserven i. D.	36	0	2	+	·	·	·	·	6		150	36
Sauerkraut	18	0	2	+	·	·	·	·	2,4	2,1	75	18
Essiggurken	17	0	1	+	·	·	·	·	3		70	17
Mixed Pickles	18	0	1	+	·	·	·	·	4		75	18
Silberzwiebeln	16	0	1	·	·	·	·	·	4		65	16
Tomatenketchup	107	0	2	+	·	·	·	·	24		450	107

Der eßbare Teil von 100 g eingekaufter Ware enthält:

Der eßbare Teil von 100 g eingekaufter Ware enthält:															
Mineralstoffe							Vitamine								Lebensmittel
Natrium	Kalium	Calcium	Phosphor	Magnesium	Eisen	Fluorid	Carotin	E	B_1	B_2	Niacin	B_6	B_{12}	C	
mg	mg	mg	mg	mg	mg	µg	µg	mg	mg	mg	mg	mg	µg	mg	
11	160	20	15	5	1,0	44	14	·	0,02	0,02	0,2	0,04	·	18	Radieschen
14	245	25	20	11	0,6	·	5	·	0,02	0,02	0,3	0,05	·	21	Rettich
2	210	40	20	10	0,4	31	55	0,2	0,02	0,02	0,2	0,03	·	8	Rhabarber
5	320	25	65	17	0,9	·	310	0,7	0,10	0,11	0,5	0,22	·	89	Rosenkohl
45	260	20	35	20	0,8	16	8	+	0,02	0,03	0,2	0,04	·	8	Rote Bete
3	205	25	25	14	0,4	9	23	1,3	0,05	0,04	0,3	0,12	·	39	Rotkohl (Blaukraut)
3	180	30	40	13	1,9	·	11	·	0,06	0,02	0,2	·	·	2	Schwarzwurzel
55	235	50	60	7	0,4	10	11	1,9	0,03	0,05	0,7	0,15	·	6	Sellerie (Knolle)
3	155	15	35	15	0,7	36	22	1,5	0,08	0,09	0,7	0,04	·	16	Spargel
55	540	110	45	50	3,5	90	3570	1,4	0,09	0,20	0,5	0,19	·	44	Spinat
6	285	15	25	20	0,5	23	790	0,8	0,05	0,03	0,5	0,10	·	23	Tomate
10	175	35	20	18	0,4	9	33	1,3	0,04	0,03	0,3	0,09	·	36	Weißkohl (Weißkraut)
6	205	35	40	9	0,7	·	28	1,8	0,04	0,04	0,2	0,14	·	32	Wirsingkohl
·	·	26	20	·	1,3	·	300	·	0,44	0,08	0,4	·	·	14	Zucchini
8	160	30	40	10	0,5	38	28	0,1	0,03	0,03	0,2	0,12	·	8	Zwiebel
·	·	35	120	·	1,2	·	·	·	0,18	0,07	0,5	·	·	12	Knoblauch
20	600	150	75	25	3,3	70	4350	1,1	0,08	0,18	0,8	0,12	·	100	Petersilie, Blatt
3	435	130	75	45	2,0	·	300	1,6	0,14	0,15	0,6	0,42	·	45	Schnittlauch
235	100	20	60	20	1,5	·	260	2,6	0,10	0,06	0,9	0,46	·	9	Erbsen, grün (in Dosen)
275	150	35	25	20	1,3	·	200	0,1	0,07	0,04	0,3	0,03	·	4	Grüne Bohnen (in Dosen)
235	95	4	50	45	0,4	·	·	·	0,03	0,05	1,2	·	·	5	Maiskörner (in Dosen)
60	140	25	20	5	0,7	20	7280	·	0,02	0,02	0,3	0,02	·	3	Möhren (in Dosen)
300	250	25	40	·	1,3	·	·	·	0,10	0,05	0,6	·	·	9	Gemüsekonserven i. D.
355	290	50	45	14	0,6	45	18	·	0,03	0,05	0,2	0,21	·	20	Sauerkraut
960	·	30	30	·	1,6	·	·	·	+	0,02	·	·	·	·	Essiggurken
·	·	·	5	·	·	·	·	·	·	·	·	·	·	·	Mixed Pickles
·	·	·	·	·	·	·	·	·	·	·	·	·	·	·	Silberzwiebeln
1300	800	12	18	19	0,8	·	·	·	0,07	0,07	1,1	·	·	11	Tomatenketchup

Lebensmittel	Energiegehalt in 100 g eßbarem Anteil kcal	Abfall %	Protein g	Fett g	Der eßbare Teil von 100 g eingekaufter Ware enthält: Fettsäuren gesättigte g	einf. unges. g	mehrf. unges. g	Cholesterol mg	Kohlenhydrate verwertbare g	Ballaststoffe g	Energie kJ	Energie kcal
Tomatenmark	51	0	2	1	·	·	·	·	10		215	51
Champignon	15	0	3	0,2	+	·	0,1	·	0,7	1,9	65	15
Pfifferling (Rehling)	11	39	1	+	·	·	·	·	0,1	3,4	30	7
Steinpilz	16	20	3	+	·	·	·	·	0,4	5,5	55	13
Steinpilz, getrocknet	120	0	20	3	·	·	·	·	4,1	55,3	500	120
Grüne Bohnen, getrocknet	280	0	21	1	·	·	·	·	47		1175	280
Möhren, getrocknet	190	0	7	1	·	·	·	·	37,9	26,3	795	190
Kohl, getrocknet	355	0	14	2	·	·	·	·	69		1485	355
Zwiebeln, getrocknet	215	0	11	1	·	·	·	·	41,7	21,9	900	215
Gemüsesaft	24	0	1	·				·	6		100	24
Karottensaft	22	0	1	·				·	5		90	22
Tomatensaft	17	0	1	+				·	3		70	17

Der eßbare Teil von 100 g eingekaufter Ware enthält:															Lebensmittel
Mineralstoffe							Vitamine								
Natrium	Kalium	Calcium	Phosphor	Magnesium	Eisen	Fluorid	Carotin	E	B$_1$	B$_2$	Niacin	B$_6$	B$_{12}$	C	
mg	mg	mg	mg	mg	mg	µg	µg	mg	mg	mg	mg	mg	µg	mg	
590	1160	60	35	30	1,0	·	1240	·	0,09	0,06	1,5	0,18	·	9	Tomatenmark
8	415	8	120	13	1,2	30	10	0,3	0,10	0,43	5,1	0,06	·	5	Champignon
2	310	5	25	9	4,0	31	·	+	0,01	0,14	4,0	·	·	4	Pfifferling (Rehling)
5	390	18	90	10	0,8	50	·	0,5	0,03	0,30	3,9	·	·	2	Steinpilz
14	2000	35	640	·	8,4	·	·	0,2	·	·	·	·	·	·	Steinpilz, getrocknet
570	1700	195	420	·	7,0	·	1500	0,5	0,54	0,38	3,4	·	·	24	Grüne Bohnen, getrocknet
495	2640	255	105	·	4,7	·	93300	·	0,36	0,32	3,4	·	·	19	Möhren, getrocknet
·	·	375	275	·	4,7	·	·	·	0,40	0,35	2,5	·	·	190	Kohl, getrocknet
105	1040	160	245	105	3,2	·	260	·	0,26	0,18	1,1	0,50	·	42	Zwiebeln, getrocknet
·	·	·	·	·	·	·	·	·	·	·	·	·	·	·	Gemüsesaft
50	220	25	30	·	·	·	2620	·	·	·	·	·	·	4	Karottensaft
5	235	15	15	10	0,6	·	540	0,7	0,06	0,03	0,7	0,11	·	15	Tomatensaft

Lebensmittel	Energie-gehalt in 100 g eßbarem Anteil kcal	Abfall %	Der eßbare Teil von 100 g eingekaufter Ware enthält:									
			Pro-tein g	Fett g	Fettsäuren			Cho-lesterol mg	Kohlenhydrate		Energie	
					ge-sättigte g	einf. unges. g	mehrf. unges. g		verwert-bare g	Ballast-stoffe g	kJ	kcal

Nüsse und Samen

Lebensmittel	kcal	%	g	g	g	g	g	mg	g	g	kJ	kcal
Cashewnuß	592	0	18	42	6,8	24,0	6,9	·	30,5	2,9	2480	592
Erdnuß geröstet u. geschält	627	0	26	49	6,6	23,0	14,0	·	13,4	7,4	2625	627
Haselnuß o. Sch.	672	0	12	62	4,1	47,0	6,4	·	11,4	7,4	2810	672
Kokosnuß o. Sch.	376	0	4	37	23,2	2,1	0,7	·	4,8	9,0	1575	376
Mandel o. Sch.	623	0	19	54	4,2	37,0	10,0	·	9,1	9,8	2605	623
Mohn, Samen	499	0	20	42	·	·	·	·	4,2	20,5	2090	499
Pistazie	621	0	18	52	0,7	34,6	6,8	·	15,7	6,5	2600	621
Sesam, Samen	590	0	18	50	7,3	20,0	19,4	·	10,2	11,2	2470	590
Sonnenblumen, Samen	605	0	22	49	5,2	13,4	28,0	·	12,3	6,3	2530	605
Walnuß o. Sch.	694	0	14	63	7,7	9,6	40,0	·	12,1	4,6	2905	694

Obst

Fruchtsäure

Lebensmittel	kcal	%	g	g	g	g	g	mg	g	g	kJ	kcal
Apfel	55	8	+	+	0,2	+	0,2	·	11,4	2,1	210	51
Birne	55	7	+	+	0,1	+	0,1	·	11,8	2,6	215	51
Aprikose	45	9	1	+	·	·	·	·	9,1	1,8	170	41
Kirsche, süß	63	12	1	+	0,1	0,1	0,1	·	12,5	1,7	230	55
Pfirsich	42	8	1	+	·	·	·	·	8,7	1,6	160	39
Pflaume (Zwetschge)	50	6	1	+	+	+	0,1	·	10,7	1,6	195	47
Brombeeren	43	0	1	1	·	·	·	·	7,2	3,2	180	43
Erdbeeren	33	3	1	+	+	0,1	0,2	·	6,3	1,9	135	32
Heidelbeeren	37	0	1	1	·	·	·	·	7,1	4,8	155	37

Mineralstoffe							Vitamine								Lebensmittel
Natrium	Kalium	Calcium	Phosphor	Magnesium	Eisen	Fluorid	Carotin	E	B₁	B₂	Niacin	B₆	B₁₂	C	
mg	mg	mg	mg	mg	mg	µg	µg	mg	mg	mg	mg	mg	µg	mg	**Der eßbare Teil von 100 g eingekaufter Ware enthält:**

Nüsse und Samen

Natrium	Kalium	Calcium	Phosphor	Magnesium	Eisen	Fluorid	Carotin	E	B₁	B₂	Niacin	B₆	B₁₂	C	Lebensmittel
14	550	30	375	265	2,8	140	60	0,8	0,63	0,26	2,0	·	·	·	Cashewnuß
6	775	65	410	180	2,3	140	10	16,0	0,25	0,14	14,3	0,40	·	·	Erdnuß geröstet u. geschält
2	635	225	335	155	3,8	17	30	26,2	0,39	0,21	1,4	0,45	·	3	Haselnuß o. Sch.
35	380	20	95	40	2,3	·	·	1,0	0,06	0,01	0,4	0,06	·	2	Kokosnuß o. Sch.
·	835	250	455	170	4,1	90	20	26,1	0,22	0,62	4,2	0,06	·	·	Mandel o. Sch.
21	705	1460	855	335	9,5	·	·	·	0,86	0,17	1,0	0,44	·	·	Mohn, Samen
·	1020	135	500	160	7,3	·	80	5,2	0,69	0,20	1,5	·	·	7	Pistazie
45	460	785	605	345	10,0	·	·	5,7	1,00	0,25	5,0	·	·	·	Sesam, Samen
2	725	100	620	420	6,3	·	·	21,8	1,90	0,14	4,1	·	·	·	Sonnenblumen, Samen
2	545	85	410	130	2,5	680	48	2,7	0,34	0,12	1,0	0,87	·	3	Walnuß o. Sch.

Obst

Natrium	Kalium	Calcium	Phosphor	Magnesium	Eisen	Fluorid	Carotin	E	B₁	B₂	Niacin	B₆	B₁₂	C	Lebensmittel
3	130	7	11	6	0,4	6	43	0,5	0,03	0,03	0,3	0,04	·	11[1]	Apfel
2	115	9	14	7	0,2	11	30	0,4	0,03	0,04	0,2	0,01	·	4	Birne
2	250	15	19	8	0,6	9	1630	0,5	0,04	0,05	0,7	0,06	·	9	Aprikose
2	200	15	18	10	0,3	16	74	0,1	0,03	0,04	0,2	0,04	·	13	Kirsche, süß
1	190	7	20	8	0,4	19	400	0,2	0,02	0,05	0,8	0,02	·	9	Pfirsich
2	210	13	17	9	0,4	2	200	0,8	0,07	0,04	0,4	0,04	·	5	Pflaume (Zwetschge)
3	190	44	30	30	0,9	·	270	2,7	0,03	0,04	0,4	0,05	·	17	Brombeeren
2	140	25	30	15	0,9	23	48	0,1	0,03	0,05	0,5	0,06	·	62	Erdbeeren
1	65	10	13	2	0,7	2	130	·	0,02	0,02	0,4	0,06	·	21	Heidelbeeren

[1] Unterschiede von Sorte zu Sorte

Lebensmittel	Energie-gehalt in 100 g eßbarem Anteil kcal	Abfall %	Pro-tein g	Frucht-säure g	Fettsäuren ge-sättigte g	einf. unges. g	mehrf. unges. g	Cho-lesterol mg	Kohlenhydrate verwert-bare g	Ballast-stoffe g	Energie kJ	kcal
Himbeeren	36	0	1	1	·	·	·	·	6,9	4,7	150	36
Johannisbeeren, rot	36	2	1	+	+	+	0,1	·	7,3	3,4	150	35
Johannisbeeren, schwarz	47	2	1	+	+	+	0,1	·	7,8	6,7	190	46
Preiselbeeren	36	6	+	1	·	·	·	·	7,1	2,7	140	34
Stachelbeeren	39	2	1	+	+	+	0,1	·	8,3	2,9	160	38
Weintrauben	70	4	1	+	0,1	+	0,1	·	15,5	1,6	280	67
Acerola	17	19	+	+	·	·	·	·	3		60	14
Ananas	56	46	+	+	·	·	·	·	7,1	0,8	125	30
Apfelsine (Orange)	43	28	1	+	+	+	0,1	·	6,6	1,6	130	31
Banane	92	33	1	+	+	+	+	·	14,3	1,3	260	62
Clementine	46	28	1	+	·	·	·	·	8		140	33
Granatapfel	75	65	+	+	·	·	·	·	5,9	1,1	110	26
Grapefruit	40	34	+	+	+	+	+	·	5,9	0,4	110	26
Guave	35	11	1	+	·	·	·	·	6,0	4,6	120	28
Honigmelone	54	20	1	+	+	·	+	·	9,9	0,8	180	43
Kaki	69	13	1	+	+	0,1	0,1	·	14		250	60
Kiwi	53	13	1	1	·	·	·	·	9,4	3,4	195	46
Mandarine	46	35	+	+	·	·	·	·	7		125	30
Mango	58	31	+	+	0,1	0,1	0,1	·	8,8	1,2	165	40
Nektarine	64	8	1	+	·	·	·	·	16		245	59
Papaya	12	28	+	1	·	·	·	·	1,7	1,4	35	9
Passionsfrucht	67	39	1	+	·	·	·	·	8,2	0,9	170	41
Satsuma	46	28	1	1	·	·	·	·	8		140	33
Tangerine	46	26	0,6	1	·	·	·	·	9		140	34
Wassermelone	37	56	+	0,1	+	+	·	·	3,6	0,1	70	16
Zitrone	41	36	+	+	·	·	·	·	5		110	26

Der eßbare Teil von 100 g eingekaufter Ware enthält:

Der eßbare Teil von 100 g eingekaufter Ware enthält:															Lebensmittel
Mineralstoffe							Vitamine								
Natrium	Kalium	Calcium	Phosphor	Magnesium	Eisen	Fluorid	Carotin	E	B₁	B₂	Niacin	B₆	B₁₂	C	
mg	mg	mg	mg	mg	mg	µg	µg	mg	mg	mg	mg	mg	µg	mg	
·	170	40	45	30	1,0	·	80	0,5	0,02	0,05	0,3	0,08	·	25	Himbeeren
1	235	30	25	13	0,9	23	37	0,2	0,04	0,03	0,2	0,04	·	35	Johannisbeeren, rot
1	305	45	40	17	1,3	28	140	1,0	0,05	0,04	0,3	0,08	·	175	Johannisbeeren, schwarz
2	65	13	9	5	0,5	·	22	·	0,01	0,02	·	0,01	·	11	Preiselbeeren
2	200	30	30	15	0,6	11	210	0,4	0,02	0,02	0,3	0,01	·	35	Stachelbeeren
2	185	17	20	9	0,5	13	26	+	0,04	0,02	0,2	0,07	·	4	Weintrauben
2	65	9	15	10	0,2	·	140	·	0,02	0,06	0,3	0,01	·	1380	Acerola
1	95	9	5	9	0,2	8	32	0,1	0,04	0,02	0,1	0,04	·	10	Ananas
1	125	30	15	10	0,3	4	65	0,2	0,06	0,03	0,2	0,04	·	35	Apfelsine (Orange)
1	265	6	20	25	0,4	13	150	0,2	0,03	0,04	0,4	0,25	·	8	Banane
1	90	30	15	7	0,3	·	·	·	0,04	0,01	0,1	·	·	35	Clementine
2	100	3	6	1	0,2	·	14	·	0,02	0,01	0,1	·	·	2	Granatapfel
1	120	12	11	7	0,2	16	10	0,2	0,03	0,02	0,2	0,02	·	30	Grapefruit
4	260	15	30	12	0,7	·	200	·	0,03	0,04	1,0	·	·	245	Guave
16	265	5	15	8	0,2	·	1400	0,3	0,05	0,02	0,5	·	·	25	Honigmelone
3	150	7	20	7	0,3	·	1390	·	0,02	0,03	0,2	·	·	14	Kaki
4	250	35	25	20	0,7	·	320	·	0,01	0,04	0,4	·	·	60	Kiwi
1	135	20	13	7	0,2	7	220	·	0,04	0,02	0,1	0,01	·	20	Mandarine
3	130	8	9	12	0,3	·	1910	0,7	0,03	0,03	0,5	·	·	25	Mango
6	270	4	20	·	0,5	·	400	·	·	·	·	·	·	12	Nektarine
2	150	15	10	30	0,3	·	400	·	0,02	0,03	0,2	·	·	60	Papaya
·	205	10	35	·	0,8	·	·	·	0,01	0,06	1,3	·	·	15	Passionsfrucht
1	90	30	13	·	0,3	·	·	·	0,04	0,01	0,1	·	·	20	Satsuma
2	95	30	15	·	0,3	·	·	·	0,04	0,01	0,1	·	·	23	Tangerine
+	70	5	5	1	0,2	5	90	·	0,02	0,02	0,1	0,03	·	3	Wassermelone
2	95	7	10	18	0,3	6	10	·	0,03	0,01	0,1	0,04	·	35	Zitrone

Lebensmittel	Energie-gehalt in 100 g eßbarem Anteil kcal	Abfall %	Pro-tein g	Frucht-säure g	Fettsäuren ge-sättigte g	einf. unges. g	mehrf. unges. g	Cho-lesterol mg	Kohlenhydrate verwert-bare g	Ballast-stoffe g	Energie kJ	kcal

Trockenobst/Obstkonserven

Lebensmittel	kcal	%	g	g	g	g	g	mg	g	g	kJ	kcal
Trockenobst i. D.	276	0	3	+	·	·	·	·	64		1155	276
Apfel	264	0	1	4	·	·	·	·	60,8	8,0	1105	264
Aprikose	247	0	5	2	·	·	·	·	55,7	8,0	1035	247
Feige	242	1	4	1	·	·	·	·	53,5	9,5	1000	240
Pflaume (Zwetschge)	227	15	2	1	·	·	·	·	45,2	7,7	805	190
Rosinen	280	0	2	1	·	·	·	·	66,2	5,4	1170	280
Obstkonserven i. D.	84	0	0,5	+	·	·	·	·	20		350	84
Apfelmus	79	0	+	+	·	·	·	·	19		330	79

Fertiggerichte

Fett

Lebensmittel	kcal	%	g	g	g	g	g	mg	g	g	kJ	kcal
Gefüllte Paprikaschoten	102	0	8	6	·	·	·	·	3,8	1,0	425	102
Hühnerfrikassee	106	0	12	5	·	·	·	·	4		445	106
Kohlrouladen	106	0	5	7	·	·	·	·	5,6	1,2	445	106
Miracoli	301	0	11	3	1,4	·	0,4	100	52		1260	301
Ragout fin	176	0	9	12	·	·	·	·	7		735	176
Ravioli mit Tomatensauce	88	0	3	3	·	·	·	·	12,5	0,6	370	88
Rindsrouladen	143	0	11	9	·	·	·	·	5		595	143
Ungarisches Gulasch	130	0	12	7	·	·	·	·	4		530	130

Natrium mg	Kalium mg	Calcium mg	Phosphor mg	Magnesium mg	Eisen mg	Fluorid µg	Carotin µg	E mg	B₁ mg	B₂ mg	Niacin mg	B₆ mg	B₁₂ µg	C mg	Lebensmittel

Der eßbare Teil von 100 g eingekaufter Ware enthält: — Mineralstoffe / Vitamine

Trockenobst/Obstkonserven

Natrium	Kalium	Calcium	Phosphor	Magnesium	Eisen	Fluorid	Carotin	E	B₁	B₂	Niacin	B₆	B₁₂	C	Lebensmittel
55	860	45	90	37	3,5	·	200	·	0,10	0,10	1,5	·	·	9	Trockenobst i. D.
10	620	30	50	·	1,2	·	·	·	0,10	0,10	0,8	·	·	12	Apfel
11¹⁾	1370	80	115	50	4,4	50	4620	·	0,01	0,11	3,2	0,17	·	11	Aprikose
40	840	190	105	70	3,3	·	50	·	0,12	0,08	1,1	0,12	·	2	Feige
7	700	35	60	25	2,0	·	570	·	0,13	0,10	1,5	0,13	·	3	Pflaume (Zwetschge)
21	780	30	110	15	0,3	·	30	·	0,12	0,06	0,5	0,11	·	1	Rosinen
5	·	10	15	·	0,8	·	60	·	0,03	0,02	0,3	·	·	10	Obstkonserven i. D.
3	115	4	7	10	0,3	·	36	0,2	0,01	0,02	0,1	0,03	·	2	Apfelmus

Fertiggerichte

Natrium	Kalium	Calcium	Phosphor	Magnesium	Eisen	Fluorid	Carotin	E	B₁	B₂	Niacin	B₆	B₁₂	C	Lebensmittel
315	245	18	150	19	1,4	·	·	·	0,01	0,13	1,9	0,11	·	30	Gefüllte Paprikaschoten
490	125	30	120	11	2,0	·	·	·	0,03	0,22	·	·	·	·	Hühnerfrikassee
265	·	·	·	·	·	·	·	·	0,05	0,05	·	·	·	3	Kohlrouladen
165	375	80	180	·	1,8	·	105	·	0,16	0,11	1,7	·	·	2	Miracoli
·	·	·	·	·	·	·	·	·	·	·	·	·	·	·	Ragout fin
440	90	185	50	·	1,1	·	·	·	0,03	0,06	·	0,05	·	·	Ravioli mit Tomatensauce
·	·	·	·	·	·	·	·	·	·	·	·	·	·	·	Rindsrouladen
·	·	·	·	·	·	·	·	·	·	·	·	·	·	·	Ungarisches Gulasch

¹) Unbehandelt, beim behandelten Produkt beträgt der Natriumgehalt 20 mg

Lebensmittel	Energie-gehalt in 100 g eßbarem Anteil kcal	Abfall %	Der eßbare Teil von 100 g eingekaufter Ware enthält:									
			Pro-tein g	Fett g	Fettsäuren			Cho-lesterol mg	Kohlenhydrate		Energie	
					ge-sättigte g	einf. unges. g	mehrf. unges. g		verwert-bare g	Ballast-stoffe g	kJ	kcal

Tiefgefrorene Fertiggerichte

Lebensmittel	kcal	%	g	g	g	g	g	mg	g	g	kJ	kcal
Baguettes Champignon	240	0	6	14	·	·	·	·	22		1010	240
Baguettes Pizza	272	0	9	16	·	·	·	·	23		1150	272
Baguettes Zwiebel	268	0	8	16	·	·	·	·	22		1135	268
Bihunsuppe	134	0	5	7	·	·	·	·	8		570	134
Fischsuppe	152	0	10	10	·	·	·	·	5		640	152
Fleisch-Plätzli	150	0	6	6	·	·	·	·	17		630	150
Frühlingsrolle	133	0	9	3	·	·	·	·	18		565	133
Gemüsepfanne	80	0	3	4	·	·	·	·	8		335	80
Lasagne	160	0	8	4	·	·	·	·	22		665	160
Nasi Goreng	170	0	5	8	·	·	·	·	18		705	170
Rahmspinat	72	0	4	4	·	·	·	·	5		300	72
Schlemmer-Filet à la Bordelaise	138	0	14	8	·	·	·	·	4		580	138
Pizza Bella Napoli	187	0	10	7	·	·	·	·	22		785	187
Pizza Bolognese	207	0	9	10	·	·	·	·	21		875	207
Pizza Champignon	172	0	10	6	·	·	·	·	19		730	172
Pizza Crossa Venetiana	233	0	10	11	·	·	·	·	24		985	233
Pizza Grandiosa	193	0	12	9	·	·	·	·	17		815	193
Pizza Margherita	172	0	10	6	·	·	·	·	19		735	172
Pizza Salami	242	0	14	11	·	·	·	·	21,3	3,7	1025	242

Lebensmittel	Energiegehalt in 100 g eßbarem Anteil kcal	Abfall %	Protein g	Fett g	Fettsäuren			Cholesterol mg	Kohlenhydrate		Energie	
					gesättigte g	einf. unges. g	mehrf. unges. g		verwertbare g	Ballaststoffe g	kJ	kcal

Suppen- und Eintopfgerichte

Lebensmittel	kcal	%	g	g	ges. g	einf. g	mehrf. g	mg	verwertbare g	Ballast g	kJ	kcal
Klare Suppen mit Einlagen	350	0	12	6	·	·	·	·	59		1465	350[1]
Gebundene Suppen mit Getreideerzeugnissen	385	0	10	10	·	·	·	·	61		1610	385[2]
Gebundene Suppen mit Hülsenfrüchten	395	0	19	11	·	·	·	·	52		1650	395[3]
Tomatensuppe, verzehrfertig	45	0	2	1	·	·	·	·	7		190	45
Champignoncremesuppe	98	0	4	3	·	·	·	·	13		410	98
Erbsen-Eintopf mit Speck[4]	74	0	4	1	·	·	·	·	12		315	74
Gemüse-Eintopf[4]	48	0	2	1	·	·	·	·	8		200	48
Gulaschsuppe	102	0	9	5	·	·	·	·	4,3	0,8	425	102
Hühnersuppe Extra Qualität	53	0	3	3	·	·	·	·	3		220	53
Kartoffel-Eintopf mit Speck[4]	52	0	2	1	·	·	·	·	9		225	52
Linsen-Eintopf mit Speck[4]	93	0	6	3	·	·	·	·	10,0	1,0	390	93
Mexikanischer Bohnentopf	77	0	6	1	·	·	·	·	12		325	77
Nudel-Eintopf mit Fleischklößchen[4]	62	0	3	1	·	·	·	·	10		265	62
Ochsenschwanzsuppe Extra Qualität	83	0	3	5	·	·	·	·	6		350	83
Pichelsteiner Eintopf	63	0	4	3	·	·	·	·	5		265	63
Reistopf mit Huhn	81	0	2	5	·	·	·	·	6		345	81

[1] je Teller (250 ccm), etwa 18 g Substanz = 60 bis 65 kcal = 250 bis 270 kJ
[2] je Teller (250 ccm), etwa 20 g Substanz = 75 bis 80 kcal = 315 bis 335 kJ
[3] je Teller (250 ccm), etwa 22 g Substanz = 85 bis 90 kcal = 355 bis 375 kJ
[4] je 100 g verzehrfertige Zubereitung

Lebensmittel	Energie-gehalt in 100 g eßbarem Anteil kcal	Abfall %	Pro-tein g	Fett g	Fettsäuren			Cho-lesterol mg	Kohlenhydrate		Energie	
					ge-sättigte g	einf. unges. g	mehrf. unges. g		verwert-bare g	Ballast-stoffe g	kJ	kcal

5-Minuten-Terrinen

Lebensmittel	kcal	%	g	g	ge-sättigte g	einf. unges. g	mehrf. unges. g	mg	verwert-bare g	Ballast-stoffe g	kJ	kcal
Erbseneintopf	72	0	4	2	·	·	·	·	10		300	72
Gemüse-Nudeltopf	62	0	3	1	·	·	·	·	10		260	62
Gemüsenudeln, ital. Art	64	0	3	1	·	·	·	·	11		270	64
Hühner-Nudeltopf	70	0	4	2	·	·	·	·	10		300	70
Nudeln mit Fleischklößchen	64	0	4	1	·	·	·	·	10		275	64
Nudeln in Rahmsauce	114	0	4	4	·	·	·	·	15		485	114
Nudeln in Tomatensauce	86	0	4	2	·	·	·	·	13		365	86
Reis in Champignonsauce	128	0	3	6	·	·	·	·	14		540	128

Soßen

Lebensmittel	kcal	%	g	g	ge-sättigte g	einf. unges. g	mehrf. unges. g	mg	verwert-bare g	Ballast-stoffe g	kJ	kcal
Tomatensoße, Trockenprodukt	393	0	9	13	·	·	·	·	60		1645	393
Tomatensoße, verzehrfertig	52	0	1	1	·	·	·	·	8		215	52
Helle Soße, Trockenprodukt	445	0	11	21	·	·	·	·	51		1860	445
Helle Soße, verzehrfertig	48	0	1	2	·	·	·	·	6		200	48
Rahmsoße, Trockenprodukt	532	0	11	37	·	·	·	·	40		2225	532
Soßenbinder für braune Soßen	382	0	4	1	·	·	·	·	87		1600	382
Soßenbinder für helle Soßen	366	0	6	1	·	·	·	·	81		1530	366

Der eßbare Teil von 100 g eingekaufter Ware enthält:															Lebensmittel
Mineralstoffe							Vitamine								
Natrium	Kalium	Calcium	Phos- phor	Magne- sium	Eisen	Fluorid	Carotin	E	B₁	B₂	Niacin	B₆	B₁₂	C	
mg	mg	mg	mg	mg	mg	µg	µg	mg	mg	mg	mg	mg	µg	mg	

5-Minuten-Terrinen

·	·	·	·	·	·		·	·	·	·	·	·	·	·	Erbseneintopf
·	·	·	·	·	·		·	·	·	·	·	·	·	·	Gemüse-Nudeltopf
·	·	·	·	·	·		·	·	·	·	·	·	·	·	Gemüsenudeln, ital. Art
·	·	·	·	·	·		·	·	·	·	·	·	·	·	Hühner-Nudeltopf
·	·	·	·	·	·		·	·	·	·	·	·	·	·	Nudeln mit Fleischklößchen
·	·	·	·	·	·		·	·	·	·	·	·	·	·	Nudeln in Rahmsauce
·	·	·	·	·	·		·	·	·	·	·	·	·	·	Nudeln in Tomatensauce
·	·	·	·	·	·		·	·	·	·	·	·	·	·	Reis in Champignonsauce

Soßen

·	·	·	·	·	·		·	·	·	·	·	·	·	·	Tomatensoße, Trockenprodukt
·	·	·	·	·	·		·	·	·	·	·	·	·	·	Tomatensoße, verzehrfertig
·	·	·	·	·	·		·	·	·	·	·	·	·	·	Helle Soße, Trockenprodukt
·	·	·	·	·	·		·	·	·	·	·	·	·	·	Helle Soße, verzehrfertig
·	·	·	·	·	·		·	·	·	·	·	·	·	·	Rahmsoße, Trockenprodukt
·	·	·	·	·	·		·	·	·	·	·	·	·	·	Soßenbinder für braune Soßen
·	·	·	·	·	·		·	·	·	·	·	·	·	·	Soßenbinder für helle Soßen

Lebensmittel	Energie-gehalt in 100 g eßbarem Anteil kcal	Abfall %	Pro-tein g	Frucht säure g	Fettsäuren ge-sättigte g	Fettsäuren einf. unges. g	Fettsäuren mehrf. unges. g	Cho-lesterol mg	Kohlenhydrate verwert-bare g	Kohlenhydrate Ballast-stoffe g	Energie kJ	Energie kcal

Alkoholfreie Getränke

Lebensmittel	kcal	%	Protein g	Fruchtsäure g	gesätt. g	einf. g	mehrf. g	Chol. mg	verwertb. g	Ballast. g	kJ	kcal
Apfelsaft	48	0	+	1	·	·	·	·	12		200	48
Brombeersaft	35	0	·	2	·	·	·	·	8		145	35
Grapefruitsaft, ungezuckert	48	0	1	·	·	·	·	·	11		200	48
Himbeersaft, gezuckert (Sirup)	267	0	+	1	·	·	·	·	66		1120	267
Holundersaft	38	0	2	1	·	·	·	·	8		160	38
Johannisbeernektar, rot	54	0	+	1	·	·	·	·	13		230	54
Johannisbeernektar, schwarz	55	0	+	1	·	·	·	·	13		230	55
Orangensaft, ungezuckert	45	0	1	1	·	·	·	·	10		190	45
Sanddornbeerensaft	45	0	1	4	·	·	·	·	5		190	45
Traubensaft	69	0	+	+	·	·	·	·	17		285	69
Zitronensaft	31	0	+	6	·	·	·	·	7		130	31
Fruchtkaltschale	62	0	1	·	·	·	·	·	15		260	62
Cola-Getränke	42	0							11		175	42
Limonade	46	0							12		190	46

Alkoholhaltige Getränke

Lebensmittel	kcal	%	Protein g	Fett g	Alkohol g	Extrakt g	mehrf. g	Chol. mg	verwertb. g	Ballast. g	kJ	kcal
Apfelwein	46	0	·	·	5,0	2,6	·	·			190	46
Eierlikör	170	0	4	7	13,4	·	·	·			710	170
Malzbier, Malztrunk	55	0	1	·	1,1	10,9	·	·		9[1]	230	55
Rotwein, deutsche Lage	66	0	+	·	7,9	2,4	·	·		0,3[2]	275	66
Trinkbranntwein i. D.	250	0	·	·	35,0	1,0	·	·		·	1045	250
Vollbier, dunkel	48	0	+	·	3,5	5,4	·	·		5[1]	200	48

[1] Kohlenhydrate sind im Extrakt enthalten   [2] Zuckerfreier Extrakt

Der eßbare Teil von 100 g eingekaufter Ware enthält:

Alkoholfreie Getränke

Mineralstoffe							Vitamine								
Natrium mg	Kalium mg	Calcium mg	Phosphor mg	Magnesium mg	Eisen mg	Fluorid µg	Carotin µg	E mg	B_1 mg	B_2 mg	Niacin mg	B_6 mg	B_{12} µg	C mg	**Lebensmittel**
2	115	7	7	4	0,3	10	45	+	0,02	0,03	0,3	0,05	·	1[1])	Apfelsaft
·	125	40	70	·	0,5	·	·	·	0,05	·	+	·	·	5	Brombeersaft
1	150	9	13	8	0,6	·	6	·	0,03	0,02	0,2	0,01	·	36	Grapefruitsaft, ungezuckert
2	90	16	15	7	2,0	·	60	·	0,06	+	0,2	0,03	·	16	Himbeersaft, gezuckert (Sirup)
1	290	5	50	·	·	·	·	·	0,03	0,06	0,4	0,09	·	26	Holundersaft
+	110	7	7	·	0,3	·	24	·	+	+	·	+	·	6	Johannisbeernektar, rot
5	100	15	10	·	0,3	·	24	·	+	+	+	+	·	30	Johannisbeernektar, schwarz
1	170	15	16	12	0,3	·	70	0,2	0,08	0,02	0,3	0,03	·	44	Orangensaft, ungezuckert
6	210	9	·	·	·	·	·	·	·	·	·	·	·	266	Sanddornbeerensaft
3	150	13	12	9	0,4	10	·	·	0,03	0,02	0,2	0,02	·	2	Traubensaft
1	140	11	11	10	0,1	·	46	·	0,04	0,01	0,1	0,05	·	53	Zitronensaft
·	·	·	·	·	·	·	·	·	·	·	·	·	·	·	Fruchtkaltschale
6	1	4	15	1	·	·	·	·	·	·	·	·	·	·	Cola-Getränke
·	·	·	·	·	·	·	·	·	·	·	·	·	·	·	Limonade

Alkoholhaltige Getränke

Natrium mg	Kalium mg	Calcium mg	Phosphor mg	Magnesium mg	Eisen mg	Fluorid µg	Carotin µg	E mg	B_1 mg	B_2 mg	Niacin mg	B_6 mg	B_{12} µg	C mg	Lebensmittel
·	·	·	·	·	·	·	·	·	·	·	·	·	·	·	Apfelwein
·	·	·	·	·	·	·	·	·	·	·	·	·	·	·	Eierlikör
4	45	3	40	6	0,2	·	·	·	·	0,05	·	·	·	·	Malzbier, Malztrunk
3	100	7	10	8	0,9	·	·	·	0,05	0,05	0,2	0,02	·	2	Rotwein, deutsche Lage
·	·	·	·	·	·	·	·	·	·	·	·	·	·	·	Trinkbranntwein i. D.
3	50	3	25	·	0,1	·	5	·	+	0,03	0,9	0,05	·	·	Vollbier, dunkel

[1]) Mit Ascorbinsäurezusatz beträgt der Vitamin-C-Gehalt 14 mg

Lebensmittel	Energie-gehalt in 100 g eßbarem Anteil kcal	Abfall %	Pro-tein g	Fett g	Alko-hol g	Ex-trakt g		Cho-lesterol g	verwert-bare g	Ballast-stoffe g	kJ	kcal
									Kohlenhydrate		Energie	
Vollbier, hell	47	0	1	·	3,6	4,8	·	·		4[1])	195	47
Weinbrand i. D.	240	0	·	·	33,1	2,0		·		·	1005	240
Weißwein, deutsche Lage	70	0	+	·	8,4	2,6		·		0,1[2])	295	70
Wermut, süß, 5 cl	85	0	·	·	7,0	·		·		7	355	85
Wermut, trocken, 5 cl	60	0	·	·	6,0	·		·		5	250	60

Der eßbare Teil von 100 g eingekaufter Ware enthält:

[1]) Kohlenhydrate sind im Extrakt enthalten   [2]) Zuckerfreier Extrakt

Mineralstoffe							Vitamine								Lebensmittel
Natrium mg	Kalium mg	Calcium mg	Phosphor mg	Magnesium mg	Eisen mg	Fluorid µg	Carotin µg	E mg	B$_1$ mg	B$_2$ mg	Niacin mg	B$_6$ mg	B$_{12}$ µg	C mg	
5	40	4	+	9	+	50	·	·	+	0,03	0,9	0,05	·	·	Vollbier, hell
2	2	·	·	·	·	·	·	·	·	·	·	·	·	·	Weinbrand i. D.
2	80	9	15	10	0,1	30	·	·	+	0,01	0,1	0,02	·	·	Weißwein, deutsche Lage
·	·	·	·	·	·	·	·	·	·	·	·	0,01	·	·	Wermut, süß, 5 cl
															Wermut, trocken, 5 cl

Der eßbare Teil von 100 g eingekaufter Ware enthält:

Jodidgehalt in µg ausgewählter Lebensmittel

(eßbarer Teil von 100 g eingekaufter Ware)[1]

Lebensmittel	Jodid µg
Schweinefleisch, mager	1
Rindfleisch, mager	1
Leber (Schwein)	13
Leber (Rind)	13
Leber (Kalb)	4
Heilbutt (Filet)	40
Hering (ganzer Fisch)	40
Hering (Filet)	50
Kabeljau, Dorsch (Filet)	120
Lachs (Salm)	20
Makrele (Filet)	50
Rotbarsch, Goldbarsch (Filet)	50
Schellfisch (Filet)	140
Seelachs (Filet)	130
Seezunge (Filet)	12
Forelle, Bach-, Regenbogenforelle	2

Lebensmittel	Jodid µg
Aal, geräuchert	3
Hering, mariniert (Bismarckhering)	5–70
Thunfisch in Öl (feste und flüssige Teile)	50
Hühnerei	9
Kuhmilch, 3,5 % Fett (Vollmilch)	3
Joghurt, fettarm 1,5 % Fett	4
Emmentaler Käse (45 % Fett i. Tr.)	40
Edamer Käse, fett (40 % Fett i. Tr.)	5
Camembert (45 % Fett i. Tr.)	20
Speisequark (20 % Fett i. Tr.)	4
Butter, Deutsche Marken-, Molkerei-, Kochbutter	4
Haferflocken	4
Reis, poliert	2

Lebensmittel	Jodid µg
Roggenbrot	9
Endivie	5
Grünkohl (Braunkohl)	6
Möhren (Karotten, Mohrrübe)	12
Radieschen	5
Rotkohl (Blaukraut)	4
Spinat	10
Weißkohl (Weißkraut)	4
Erdnuß, geröstet u. geschält	14
Apfel	1
Birne	1
Preiselbeeren	5
Banane	2
Mandarine	1
Feige, getrocknet	4
Pflaume, getrocknet	1

[1]) bei Lebensmitteln ohne üblichen Abfall je 100 g eßbare Substanz

Purine

Das hauptsächlichste Endabbau- und Ausscheidungsprodukt der Purine ist Harnsäure. Der Mensch scheidet je Tag etwa 1 g Harnsäure aus. Bei Gicht werden harnsaure Salze insbesondere in den Gelenken der Extremitäten abgelagert. Zu hohe Purinkörperzufuhren sind zu vermeiden.

Der Puringehalt von Lebensmitteln kann in Purin-N, in Harnsäure-N sowie in Harnsäure angegeben werden. Dabei sind folgende Umrechnungsrelationen zu berücksichtigen:

Purin-N (mg) : Harnsäure-N (mg) = 1:0,8

Purin-N (mg) : Harnsäure (mg) = 1:2,4

Harnsäure-N (mg) : Harnsäure (mg) = 1:3,0

Beispiel:
Schweinefleisch, mittelfett, enthält im eßbaren Anteil von 100 g eingekaufter Ware 39 mg Purin-N

Purin-N : Harnsäure-N = 1:0,8
39 mg Purin-N = 31,2 g Harnsäure-N

Purin-N × 2,4 = Harnsäuregehalt
39 mg Purin-N × 2,4 = 93,6 mg Harnsäure

Harnsäure-N : Harnsäure = 1:3
31,2 mg Harnsäure-N = 93,6 mg Harnsäure

Puringehalt in Lebensmitteln

Purin-N (mg) je 100 g eingekaufter Ware

Lebensmittel	Purin-N (mg)
Fleisch und Fleischwaren	
Schweinefleisch, mittelfett	45
Schweinekotelett	50
Rindfleisch, mittelfett	40
Hackfleisch (halb und halb)	45
Kalbfleisch, mittelfett	50
Lammfleisch, mittelfett	75
Bries (Kalb)	510
Leber (Schwein)	200
Niere (Kalb)	70
Schinken, geräuchert, roh	20
Schinken, gekocht	45
Speck, durchwachsen	25
Mettwurst (Braunschweiger Art)	45
Salami	50
Zervelatwurst	50
Bierschinken	60
Fleischwurst	35
Mortadella	55
Frankfurter Würstchen	55
Bratwurst	55
Leberwurst	70
Blutwurst	35
Corned beef, deutsch	35
Fleischbrühe	60
Reh	30
Suppenhuhn	30
Putenfleisch ohne Knochen	45
Fische und Fischwaren	
Forelle	65
Heilbutt	60
Hering (ganzer Fisch)	60
Kabeljau	35

Lebensmittel	Purin-N (mg)
Lachs in Dosen	65
Schellfisch	75
Bückling	100
Ölsardinen (nur feste Teile)	200
Fischstäbchen	40
Thunfisch in Öl	120
Getreideerzeugnisse	
Eierteigwaren	20
Haferflocken	80
Weizenmehl	25
Knäckebrot (Roggenbröd)	25
Toastbrot	45
Weißbrot	5
Weizenvollkornbrot	35
Gemüse	
Broccoli	20
Lauch	7
Paprika	25
Rosenkohl	5
Spinat	25
Champignons	10
Nüsse	
Erdnuß	40
Obst	
Banane	25
Trockenobst	
Pflaume	25
Rosinen	50
Alkoholhaltige Getränke	
Rotwein, dt. Lage	0,4
Vollbier, hell	2,7
Weißwein, dt. Lage	0,4

Nährstoffdichte

Die Nährstoffdichte wird hier auf den Brennwert von 1 MJ (1000 kJ) bezogen. Die Nährstoffdichte drückt das Verhältnis des Nährstoffgehaltes zum Energiegehalt eines Lebensmittels aus. Sie dient als Kriterium zur Beurteilung der Nahrungsqualität. Durch dieses Bezugssystem lassen sich die einzelnen Nährstoffe eines Lebensmittels, einer Mahlzeit, eines Tagesverbrauchs oder eines Tagesbedarfs in bezug auf den Brennwert objektiv vergleichen. Beispiel für die Berechnung der Nährstoffdichte: In 100 g eingekaufter Margarine sind 16,0 mg Vitamin E enthalten. Der Energiegehalt beträgt 746 kcal bzw. 3120 kJ. Die Nährstoffdichte, bezogen auf Vitamin E, beträgt je MJ 5,1 mg.

Mit 3,12 MJ werden 16,0 mg Vitamin E geliefert. 1 MJ enthält $\frac{16,0}{3,12}$ = 5,1 mg Vitamin E

Lebensmittel	Menge	Protein	Mehrfach unges. Fetts.	Kalium	Calcium	Phosphor	Magnesium	Eisen	Fluorid	A	Carotin	E	B₁	B₂	Niacin	B₆	B₁₂	C
	g	g	g	mg	mg	mg	mg	mg	µg	µg	µg	mg	mg	mg	mg	mg	µg	mg
Fleisch und Fleischwaren																		
Schweinekotelett	115	27	1,9	415	15	200	32	2,3	67	·		1,0	1,08	0,25	5,8	0,67	·	·
Rindfleisch, mittelfett	100	15	0,5	275	8	125	21	2,4	·	10	·	0,4	0,05	0,15	4,0	0,38	·	·
Hackfleisch (halb + halb)	95	19	1,2	275	8	125	16	2,1		5	·		0,38	0,14	3,8			
Leber (Schwein)	175	34	1,2	575	16	590	35	36,5	475	64355	·	0,4	0,51	5,22	25,8	0,97	64	37
Schinken, gekocht	115	24	1,4	295	17	150	26	2,5	·	+	·		0,67	0,23	4,1	0,40	0,7	+
Fleischwurst	75	10	2,3	150	11	100	10	1,3	·	·	·		0,15	0,19	1,9			
Leberwurst	55	7	2,2	75	22	80	7	2,8	·	4445	·		0,11	0,49	1,9			
Brathähnchen	220	33	2,0	590	20	335	60	2,9	53	65	·	0,2	0,13	0,27	11,1	0,82	0,9	4
Fische und Fischwaren																		
Hering (Filet)	110	19	4,4	340	40	270	24	1,2	·	43	·	·	0,05	0,27	4,3	·	·	0,5
Seelachs (Filet)	270	49	1,1	1015	40	810	62	2,7	·	30	·	·	0,27	0,95	10,8	·	6,2	·
Heringsfilet in Tomatensoße	110	16	·	385	55	210	67	2,1	·	265	·	3,4	0,07	0,20	2,9		6,6	1,1

Header over Mineralstoffe columns: **Mineralstoffe** (Protein, Mehrfach unges. Fetts., Kalium, Calcium, Phosphor, Magnesium, Eisen, Fluorid); header over Vitamine columns: **Vitamine** (A, Carotin, E, B₁, B₂, Niacin, B₆, B₁₂, C). Table title: Nährstoffdichte ausgewählter Lebensmittel¹⁾ (je MJ = 1000 kJ)

¹) Berechnungsgrundlage je 100 g eingekaufter Ware

Lebensmittel	Menge	Nährstoffdichte ausgewählter Lebensmittel[1] (je MJ = 1000 kJ)																
			Mineralstoffe							Vitamine								
		Protein	Mehrfach unges. Fetts.	Kalium	Calcium	Phosphor	Magnesium	Eisen	Fluorid	A	Carotin	E	B₁	B₂	Niacin	B₆	B₁₂	C
	g	g	g	mg	mg	mg	mg	mg	µg	µg	µg	mg	mg	mg	mg	mg	µg	mg

Eier

Hühnerei, St. ca. 57 g	285	20	3,4	215	85	315	17	3,1	163	315	·	1,4	0,14	0,43	0,2	0,17	·	+

Milch und Milcherzeugnisse

Kuhmilch, 3,5% Fett (Vollmilch)	355	12	3,6	555	430	320	43	0,4	61	105	60	0,4	0,14	0,64	0,4	0,18	1,4	6
Joghurt mit Früchten (3,5% Fett)	235	9	·	300	290	220	23	·	·	70	45	0,2	0,07	0,35	0,2	·	·	2
Eiscreme	115	4	0,5	115	160	130	15	0,1	·	150	·	0,6	0,05	0,29	0,1	·	·	+
Emmentaler Käse (45% Fett i.Tr.)	65	17	4,5	65	605	380	21	0,2	35	190	80	0,2	0,03	0,20	0,1	0,04	1,3	+
Speisequark, mager	305	45	+	290	275	490	37	1,2	77	6,5	4	+	0,12	0,92	0,6	0,31	2,8	2
Sahnequark (40% Fett i.Tr.)	145	16	4,4	115	135	265	14	0,4	31	30	75	0,4	0,04	0,34	0,1	0,11	1,0	1

Öle und Fette

Butter, Deutsche Marken-, Molkerei-, Kochbutter	30	+	0,9	5	4	6	1	+	40	180	120	0,7	0,02	0,01	+	0,02	+	+
Halbfettmargarine	60	1	17,5	4	8	5	1	+	·	315	315	3,8	·	·	·	·	·	·
Margarine	30	+	17,0	2	3	3	+	+	·	170[2]	210	5,1	+	+	+	·	·	+

[1] Berechnungsgrundlage je 100 g eingekaufter Ware   [2] Vitamin-A-Werte je nach Höhe der Vitaminierung

Lebensmittel	Menge	Nährstoffdichte ausgewählter Lebensmittel¹) (je MJ = 1000 kJ)																	
		Protein	Mehrfach unges. Fetts.	Mineralstoffe						Vitamine								
				Kalium	Calcium	Phosphor	Magnesium	Eisen	Fluorid	A	Carotin	E	B₁	B₂	Niacin	B₆	B₁₂	C
	g	g	g	mg	mg	mg	mg	mg	µg	µg	µg	mg	mg	mg	mg	mg	µg	mg

Getreideerzeugnisse

Lebensmittel	Menge	Protein	Mehrf.	Kalium	Calcium	Phosphor	Magnesium	Eisen	Fluorid	A	Carotin	E	B₁	B₂	Niacin	B₆	B₁₂	C
Reis, poliert	70	5	0,3	70	4	80	45	0,4	34	+	·	0,1	0,04	0,02	1,0	0,10	·	+
Haferflocken	65	8	3,4	215	35	250	90	2,9	24	·	·	2,4	0,38	0,10	0,6	0,10	·	+
Weizenmehl, Typ 550	70	7	·	90	11	80	7	0,8		·	·	1,4	0,07	0,07	0,4	0,07	·	+
Brötchen (Semmeln)	95	8	+	105	25	95	30	1,1	1	+	·	0,4	0,09	0,05	1,0	0,04	·	+
Knäckebrot	75	7	·	330	40	225	50	3,5		+	·	3,0	0,15	0,14	0,8	0,23	·	+
Mischbrot (Roggen u. Weizen)	110	6	·	200	25	145	81	2,6		·	·	·	0,16	0,11	1,0	0,13	·	+
Biskuit	55	5	0,1	80	15	·	·	·		·	·	1,2	·	·	·	·	·	·
Kuchen i. D.	75	5	·	·	60	75		0,8		·	·	·	0,11	0,08	0,4			1

Kartoffeln

Lebensmittel	Menge	Protein	Mehrf.	Kalium	Calcium	Phosphor	Magnesium	Eisen	Fluorid	A	Carotin	E	B₁	B₂	Niacin	B₆	B₁₂	C
Kartoffeln mit Schale	340	9	·	1510	35	170	85	2,4	34	·	34	0,3	0,42	0,21	4,2	0,85	·	60
Pommes frites (erhitzte)	80	3	·	750	15	85	35	1,4	·	·	50	5,9	0,12	0,08	2,0	·	·	23

Hülsenfrüchte

Lebensmittel	Menge	Protein	Mehrf.	Kalium	Calcium	Phosphor	Magnesium	Eisen	Fluorid	A	Carotin	E	B₁	B₂	Niacin	B₆	B₁₂	C
Erbsen, gelbe (geschält)	65	15	·	700	40	280	85	3,8	30	·	195	3,8	0,56	0,23	2,3	0,08	·	1
Linsen	75	18	·	595	55	300	55	5,1	19	·	75	1,0	0,33	0,18	1,6	0,44	·	2

¹) Berechnungsgrundlage je 100 g eingekaufter Ware

Lebensmittel	Menge	Protein	Mehr- fach unges. Fetts.	Kalium	Calci- um	Phos- phor	Magne- sium	Eisen	Fluorid	A	Caro- tin	E	B₁	B₂	Niacin	B₆	B₁₂	C
	g	g	g	mg	mg	mg	mg	mg	µg	µg	µg	mg	mg	mg	mg	mg	µg	mg

Süßwaren, Zucker

Lebensmittel	Menge	Protein	Mehrfach	Kalium	Calcium	Phosphor	Magnesium	Eisen	Fluorid	A	Carotin	E	B₁	B₂	Niacin	B₆	B₁₂	C
Bonbons i. D.	60	1	·	·	·	·	·	·	·	·	·	·	·	·	·	·	·	·
Pralinen i. D.	50	3	·	210	·	·	·	·	·	·	·	·	·	·	·	·	·	·
Schokolade (Vollmilch)	45	4	·	205	95	105	35	1,0	22	23	23	1,3	0,05	0,16	0,2	0,05	·	+
Zucker	60	·		1	1	+	+	0,2	·	·	·	·	·	·	·	·	·	·

Gemüse

Lebensmittel	Menge	Protein	Mehrfach	Kalium	Calcium	Phosphor	Magnesium	Eisen	Fluorid	A	Carotin	E	B₁	B₂	Niacin	B₆	B₁₂	C
Endivie	3330	33	·	8835	1335	1335	265	36,7	·	·	29330	·	1,33	3,00	10,0	·	·	235
Erbsen, grün	715	21	0,7	855	70	320	90	5,0	79	·	1070	7,9	0,86	0,43	7,1	0,43	·	70
Kopfsalat	3335	33	3,3	5000	835	665	235	26,7	735	·	18000	10,0	1,33	1,67	6,7	1,33	·	300
Möhren (Karotten, Mohrrüben)	1175	12	1,2	2765	410	350	175	20,0	260	·	114350	7,1	0,71	0,47	5,9	0,94	·	70
Spinat	1820	36	1,8	9820	2000	820	910	63,6	1635	·	64910	25,5	1,64	3,64	9,1	3,45	·	800
Tomate	1250	13	1,3	3560	185	310	250	6,3	285	·	9875	10,0	0,63	0,38	6,3	1,25	·	285
Weißkohl (Weißkraut)	1250	13	1,3	2185	435	250	225	5,0	110	·	415	16,3	0,50	0,38	3,8	1,13	·	450
Zwiebeln	870	9	0,9	1390	260	345	85	4,3	330	·	245	0,9	0,26	0,26	1,7	1,04	·	70
Sauerkraut	1335	27	·	3865	665	600	185	8,0	600	·	240	·	0,40	0,67	2,7	2,80	·	265

Nüsse

Lebensmittel	Menge	Protein	Mehrfach	Kalium	Calcium	Phosphor	Magnesium	Eisen	Fluorid	A	Carotin	E	B₁	B₂	Niacin	B₆	B₁₂	C
Erdnuß, geröstet, geschält	40	10	5,3	295	25	155	70	0,9	55	·	4	0,4	0,10	0,05	5,4	0,15	·	·

Menge | Nährstoffdichte ausgewählter Lebensmittel¹) (je MJ = 1000 kJ) — Mineralstoffe, Vitamine

¹) Berechnungsgrundlage je 100 g eingekaufter Ware

Lebensmittel	Menge	Nährstoffdichte ausgewählter Lebensmittel[1] (je MJ = 1000 kJ)																
		Mineralstoffe							Vitamine									
		Protein	Mehr-fach unges. Fetts.	Kalium	Calci-um	Phos-phor	Magne-sium	Eisen	Fluorid	A	Caro-tin	E	B_1	B_2	Niacin	B_6	B_{12}	C
	g	g	g	mg	mg	mg	mg	mg	µg	µg	µg	mg	mg	mg	mg	mg	µg	mg

Obst

Lebensmittel	Menge	Protein	Mehrf.	Kalium	Calcium	Phosphor	Magnesium	Eisen	Fluorid	A	Carotin	E	B_1	B_2	Niacin	B_6	B_{12}	C
Apfel	475	+	1,0	620	35	50	30	1,9	29	·	205	2,4	0,14	0,14	1,4	0,19	·	50[2]
Birne	475	+	0,5	545	40	65	35	1,0	50	·	140	1,9	0,14	0,19	1,0	0,05	·	20
Kirsche, süß	435	4	0,9	870	65	80	45	1,3	70	·	320	0,4	0,13	0,17	0,9	0,17	·	55
Erdbeeren	740	7	2,2	1035	185	220	110	6,7	170	·	355	0,7	0,22	0,37	3,7	0,44	·	460
Apfelsine (Orange)	770	8	0,8	960	230	115	75	2,3	30	·	500	1,5	0,46	0,23	1,5	0,31	·	270
Banane	385	4	+	1020	25	75	95	1,5	50	·	575	0,8	0,12	0,15	1,5	0,96	·	30
Grapefruit	910	+	+	1090	110	100	65	1,8	145	·	90	1,8	0,27	0,18	1,8	0,18	·	270
Kiwi	510	5	·	1280	180	130	100	3,6	·	·	1640	·	0,05	0,21	2,1	·	·	310
Mandarine	800	+	·	1080	160	105	55	1,6	55	·	1760	·	0,32	0,16	0,8	0,08	·	160

Alkoholfreie Getränke

Lebensmittel	Menge	Protein	Mehrf.	Kalium	Calcium	Phosphor	Magnesium	Eisen	Fluorid	A	Carotin	E	B_1	B_2	Niacin	B_6	B_{12}	C
Apfelsaft	500	+	·	575	35	35	20	1,5	50	·	225	+	0,10	0,15	1,5	0,25	·	5[3]
Orangensaft (ungez.)	525	5	·	895	80	85	65	1,6	·	·	370	1,1	0,42	0,11	1,6	0,16	·	230
Cola-Getränke	570	·	·	6	20	85	6	·	·	·	·	·	·	·	·	·	·	·

Alkoholhaltige Getränke

Lebensmittel	Alkohol g	Menge	Protein	Extrakt g	Kalium	Calcium	Phosphor	Magnesium	Eisen	Fluorid	A	Carotin	E	B_1	B_2	Niacin	B_6	B_{12}	C
Rotwein, deutsche Lage	28,7	365	+	8,7	365	25	35	30	3,3	·	·	·	·	0,18	0,18	0,7	0,07	·	7
Vollbier, hell	18,5	510	5	24,6	205	20	+	45	+	255	·	·	·	+	0,15	4,6	0,26	·	·
Weißwein, deutsche Lage	28,5	340	+	8,8	270	30	50	35	0,3	102	·	·	·	+	0,03	0,3	0,07	·	·

[1] Berechnungsgrundlage je 100 g eingekaufter Ware   [2] Unterschiede von Sorte zu Sorte
[3] Mit Ascorbinsäurezusatz beträgt der Vitamin-C-Gehalt 74 mg/MJ

Empfohlene Energie- und Nährstoffzufuhr je Tag

	Energie				Protein		Essentielle Fettsäuren		Wasser
	kcal		kJ		g		g		ml/kg KM
	m	w	m	w	m	w	m	w	
Säuglinge									
0– 2 Monate	550		2300		2,2[4])		2,7		140
3– 5 Monate	800		3300		1,6[4])		3,3		110
6–12 Monate	800		3300		1,6[4])		3,3		110
Kinder									
1– 3 Jahre	1300		5400		16		4,9		110
4– 6 Jahre	1800		7500		21		6,8		90
7– 9 Jahre	2000		8400		27		7,5		65
10–12 Jahre	2250	2150	9400	9000	38	39	8,5	8,1	50
13–14 Jahre	2500	2300	10500	9600	51	50	9,4	8,7	40
Jugendliche u. Erwachsene[1])	[2])		[2])						
15–18 Jahre	3000	2400	12500	10000	60	47	11,3	9,0	35
19–35 Jahre	2600	2200	11000	9000	60	48	9,8	8,3	30
36–50 Jahre	2400	2000	10000	8500	59	48	9,0	7,5	30
51–65 Jahre	2200	1800	9000	7500	58	48	8,3	6,8	25
über 65 Jahre	1900	1700	8000	7000	55	47	7,2	6,4	25
Schwangere	+300[3])		+1200[3])		+58[3])		+1,1[3])		35
Stillende	bis +650		bis +2700		+63[5])		+2,4		45

[1]) Richtwert der DGE für die Zufuhr an Ballaststoffen: 30 g je Tag
[2]) Werte für Personen mit vorwiegend sitzender Tätigkeit (Leichtarbeiter). · Weitere Erklärungen siehe Seite 60
[3]) Ab 4. Monat der Schwangerschaft
[4]) g/kg KM (Körpermasse)
[5]) ca. 2,0 g Zulage je 100 g sezernierte Milch

Quelle: DGE 1991

Empfohlene Nährstoffzufuhr je Tag

Kalium[2]) g	Calcium mg	Phosphor mg	Magnesium mg m	Magnesium mg w	Eisen mg m	Eisen mg w[3])[4])	Fluorid mg	Jod µg	Zink mg m	Zink mg w	
0,5	500	250	40		6[5])[6])		0,1–0,5	50	5		**Säuglinge** 0– 2 Monate
0,7	500	500	60		8		0,2–1,0	80	5		3– 5 Monate
0,7	500	500	60		8		0,2–1,0	80	5		6–12 Monate
1,0	600	800	80		8		0,5–1,5	100	7		**Kinder** 1– 3 Jahre
1,4	700	1000	120		8		0,5–1,5	120	10		4– 6 Jahre
1,6	800	1200	170		10		0,5–1,5	140	11		7– 9 Jahre
1,7	900	1400	230	250	12	15	1,0–2,5	180	12	12	10–12 Jahre
1,9	1000	1500	310	310	12	15	1,5–2,5	200	15	12	13–14 Jahre
2,0	1200	1600	400	350	12	15	1,5–4,0	200	15	12	**Jugendliche u. Erwachsene** 15–18 Jahre
2,0	1000	1500	350	300	10	15	1,5–4,0	200	15	12	19–35 Jahre
2,0	900	1400	350	300	10	15	1,5–4,0	200	15	12	36–50 Jahre
2,0	800	1200	350	300	10	10	1,5–4,0	180	15	12	51–65 Jahre
2,0	800	1200	350	300	10	10	1,5–4,0	180	15	12	über 65 Jahre
	1200	1600		300		30		230		15	**Schwangere[1])[2])**
	1300[3])	1700		375		20[4])		260		22	**Stillende**

[1]) Schwangere können für die Gesundheit ihrer eigenen Zähne Fluoridsupplemente erhalten
[2]) Ab 4. Monat der Schwangerschaft
[3]) Zum Ausgleich der Verluste während der Schwangerschaft
[4]) Nichtmenstruierende Frauen, die nicht schwanger sind oder stillen: 10 mg/Tag
[5]) Ein Eisenbedarf besteht infolge der dem Neugeborenen von der Plazenta als Hb – Eisen mitgegebenen Eisenmenge erst ab dem 4. Monat
[6]) Ausgenommen Unreifgeborene

Quelle: DGE 1991

Empfohlene Nährstoffzufuhr je Tag

	Vitamin A (Retinoläquivalente)[1] mg m	w	Vitamin D µg	Vitamin E (α-Tocopherol-Äquivalent) mg	Thiamin (Vitamin B$_1$) mg m	w	Riboflavin (Vitamin B$_2$) mg m	w	Niacin (Äquivalente)[7] mg m	w
Säuglinge										
0– 2 Monate	0,5		10[4]) + 10[5])	3	0,3		0,3		5	
3– 5 Monate	0,6		10[6]) + 10[5])	4	0,4		0,5		6	
6–12 Monate	0,6		10[6]) + 10[5])	4	0,4		0,5		6	
Kinder										
1– 3 Jahre	0,6		5	6	0,7		0,8		9	
4– 6 Jahre	0,7		5	8	1,0		1,1		12	
7– 9 Jahre	0,8		5	9	1,1		1,2		13	
10–12 Jahre	0,9	0,9	5	10	1,2	1,2	1,4	1,3	15	14
13–14 Jahre	1,1	1,0	5	12	1,4	1,2	1,5	1,4	17	15
Jugendliche u. Erwachsene										
15–18 Jahre	1,1	0,9	5	12	1,6	1,3	1,8	1,7	20	16
19–35 Jahre	1,0	0,8	5	12	1,4	1,2	1,7	1,5	18	15
36–50 Jahre	1,0	0,8	5	12	1,3	1,1	1,7	1,5	18	15
51–65 Jahre	1,0	0,8	5	12	1,3	1,1	1,7	1,5	18	15
über 65 Jahre	1,0	0,8	5	12	1,3	1,1	1,7	1,5	18	15
Schwangere[2])	1,1		10	14	1,5		1,8			17
Stillende[3])	1,8		10	17	1,7		2,3			20

[1]) 1 mg Retinoläquivalent = 6 mg all-trans-ß-Carotin = 12 mg andere Provitamin-A-Carotinoide
[2]) Ab 4. Monat der Schwangerschaft
[3]) ca. 120 µg Retinoläquivalente Zulage pro 100 g sezernierte Milch
[4]) 400 IE = 10 µg Vitamin D/Liter in industriell hergestellter Säuglingsnahrung
[5]) 500 IE = 12,5 µg Vitamin D in 1 Tablette zur Rachitisprophylaxe
[6]) Im 2. Lebensjahr abnehmend mit rücklaufigem Anteil an industrieller Säuglingsnahrung
[7]) 1 mg Niacin-Äquivalent = 60 mg Tryptophan

Quelle: DGE 1991

Empfohlene Nährstoffzufuhr je Tag

Vitamin B$_6$ mg		Folsäure µg		Pantothen-säure mg	Vitamin B$_{12}$ µg	Vitamin C mg	
m	w	[2]	[3]				
	0,3	—	40	2	0,5	40	**Säuglinge** 0– 2 Monate
	0,6	80	40	3	0,8	50	3– 5 Monate
	0,6	80	40	3	0,8	50	6–12 Monate
	0,9	120	60	4	1,0	55	**Kinder** 1– 3 Jahre
	1,2	160	80	4	1,5	60	4– 6 Jahre
	1,4	200	100	5	1,8	65	7– 9 Jahre
1,6	1,5	240	120	5	2,0	70	10–12 Jahre
1,8	1,6	300	150	6	3,0	75	13–14 Jahre
2,1	1,8	300	150	6	3,0	75	**Jugendliche u. Erwachsene** 15–18 Jahre
1,8	1,6	300	150	6	3,0	75	19–35 Jahre
1,8	1,6	300	150	6	3,0	75	36–50 Jahre
1,8	1,6	300	150	6	3,0	75	51–65 Jahre
1,8	1,6	300	150	6	3,0	75	über 65 Jahre
	+2,6	600	300	6	3,5	100	**Schwangere[1])**
	+2,2	450	225	6	4,0[4])	125[5])	**Stillende**

[1]) Ab 4. Monat der Schwangerschaft
[2]) Berechnet auf „Gesamtfolat" (Summe folatwirksamer Verbindungen in üblicher Nahrung)
[3]) Folat-Äquivalente bzw. freie Folsäure (Pteroyl-monoglutamat)
[4]) Ca. 0,13 µg Vitamin-B$_{12}$-Zulage pro 100 g sezernierte Milch
[5]) Ca. 6 mg Vitamin-C-Zulage pro 100 g sezernierte Milch

Quelle: DGE 1991

Zuschläge für andere Berufsschwere- gruppen:

Mittelschwerarbeiter je Tag	600 kcal/2500 kJ
Schwerarbeiter je Tag	1200 kcal/5000 kJ
Schwerstarbeiter je Tag	1600 kcal/6700 kJ

Ein Mann mit einem Berufsarbeitsumsatz bis 75 kcal/h (315 kJ/h) wird in die Gruppe der „Leichtarbeiter" eingeordnet, bis 150 kcal/h (630 kJ/h) als „Mittelschwerarbeiter", bis 200 kcal/h (840 kJ/h) als „Schwerarbeiter" und über 200 kcal/h (840 kJ/h) als „Schwerstarbeiter".

Die entsprechenden Werte für Frauen lauten bis 60 kcal/h (250 kJ/h) „Leichtarbeiter", bis 120 kcal/h (500 kJ/h) „Mittelschwerarbeiter", über 120 kcal/h (500 kJ/h) „Schwerarbeiter". Für die gewählten Abstufungen der einzelnen Berufsschweregruppen sind die Berufsbezeichnungen weniger wichtig als die richtige Bewertung der Arbeitsleistung. Eine

Zuweisung von Berufen in eine Berufsschweregruppe kann daher nicht als konstant angesehen werden. Insbesondere infolge der fortschreitenden Mechanisierung ist eine Änderung der Zuweisung beruflicher Tätigkeiten von einer Berufsschweregruppe in eine andere möglich. Weiter ist darauf hinzuweisen, daß Angaben über den Energieumsatz je Minute nur in wenigen Fällen auf größere Zeiteinheiten übertragen werden können. Das hängt zum Teil mit der maximalen Dauerleistungsgrenze zusammen. Selbst bei Tätigkeiten, die als mittelschwer eingeordnet werden, läßt die Arbeitsintensität nach einer gewissen Zeit nach, so daß es auch in solchen Fällen ein großer Trugschluß wäre, lediglich die Zeit mit dem Minutenumsatz zu multiplizieren (WIRTHS 1975).

Für die einzelnen Berufsschweregruppen können als Beispiele folgende berufliche Tätigkeiten genannt werden:

Leichtarbeiter: Bürobedienstete, Uhrmacher, Laboranten, Feinmechaniker, Pkw-Fahrer, Fließbandarbeiter (sitzend)

Mittelschwerarbeiter: Autoschlosser, Weberin, Spinnerin, Verkäuferin, Anstreicher, hauswirtschaftliche Tätigkeiten mit größerem körperlichem Aufwand

Schwerarbeiter: Maurer, Zimmermann, Dachdecker, Masseur, Winzer, mehrere landwirtschaftliche Tätigkeiten; mehrere Disziplinen im Leistungssport

Schwerstarbeiter: Waldarbeiter, Steinbrecher (Handbrecher), Kohlenbauer, Abschlacker, Hochöfner, Stahlwerker; Hochleistungssportler, insbesondere Kraftsportarten

Eine körperliche Berufsarbeit, die täglich weniger als 8 Stunden ausgeübt wird, hat eine Einstufung in eine Gruppe mit entsprechend geringerem Arbeitsumsatz seitens der Berufsschwere zur Folge. Demgegenüber hat eine stündliche körperliche Belastung mit etwa 50 kcal (120 kJ) Arbeitsumsatz, die bei 8stündiger Arbeit in die Gruppe der Leichtarbeiter einzuordnen ist, wenn sie 12 Stunden ausgeführt wird, was z. B. bei berufstätigen Frauen, die außerdem regelmäßig Hausarbeit leisten, öfter vorkommt, eine Einstufung in die nächsthöhere Berufsschweregruppe (der „Mittelschwerarbeiter") zur Folge.

Während der Anpassung an eine andere Tätigkeit sowie in der Trainingszeit ist der Energiebedarf höher. Bei vielen Arbeitselementen erfolgt ein Mitbewegen des eigenen Körpers. Beim Gehen steht der Energieverbrauch in direkter Proportion zum Körpergewicht.

Literatur

BOGNÁR, A.: Nährwerttabellen für verzehrfertige Speisen, AID, Verbraucherdienst 1990

CREMER, H.-D., AIGN, W., ELMADFA, I., MUSKAT, E. und SCHÄFER, H.: Die große Nährwerttabelle, Gräfe und Unzer, München 1984/85

Deutsche Gesellschaft für Ernährung: Empfehlungen für die Nährstoffzufuhr. 5. Überarbeitung, Umschau Verlag, Frankfurt a. M. 1991

FEELY, R. M., CRINER, P. E., WATT, B. K.: Cholesterol Control of Foods. Journ. Am. Diet. Ass. 61: 134–148 (1972)

HAENEL, H. (Hrsg.): Energie- und Nährstoffgehalt von Lebensmitteln, Lebensmitteltabellen. VEB Verlag Volk und Gesundheit, Berlin 1979

HELMS, P.: Naeringsstofftabeller. Laegeforeningens forlag, København 1978

ICNND: Food Composition Table for use in Latin America. Bethesda, Md. 1961

Kalorien mundgerecht. 5., erweiterte und überarbeitete Auflage. Umschau Verlag, Frankfurt a. M. 1984

Livsmedelstabeller. Livsmedelsverk Liber Tryck Stockholm 1978

McCANCE and WIDDOWSON's: The Composition of Foods, 4. ed., PAUL, A. A., and SOUTHGATE, D.A.T. HMSO, London 1978

McLAUGHLIN, P. J., WEIHRAUCH, J. L.: Vitamin E content of foods. Journ. Am. Diet. Ass. 75: 647–665 (1979)

MEISEL, H., Bundesanstalt für Milchforschung, persönliche Mitteilung, Kiel 1985

Nederlandse Voedings middelen Tabel Uitgave, Den Haag 1971

PELLET, P. L., SHADAREVIAN, S.: Food Composition Tables for use in the Middle East. Beirut 1970

USDA: Composition of Foods used in Far Eastern Countries. Agr. Handbook No. 34, Washington, D.C. 1952

USDA: Composition of Foods. Agr. Handbook No. 8, Washington, D.C. 1963

USDA: Food yields summarized by different stages of preparation. Agricultural Handbook No. 102, Washington, D.C. 1975

USDHEW: Food Composition Table for use in Africa, Bethesda. Md. and Rome (FAO) 1968

WIRTHS, W.: Energiebedarf, Ernährungs-Umschau 22: 259–265 (1975)

WOLFRAM, G., COLLING, M.: Gesamtpuringehalt in ausgewählten Lebensmitteln. Zeitschrift für Ernährungswissenschaft 26: 205–213 (1987)

Ausgewählte Literatur der DGE*)

	Ladenpreis
Ernährungsbericht 1992 (zu beziehen durch Druckerei und Verlag Henrich, Postfach 71 09 21, 60494 Frankfurt)	27,30
Empfehlungen für die Nährstoffzufuhr 5. Überarbeitung 1991	26,–

	Schutzgebühr
Richtig gekocht – vollwertig ernährt	7,50
Schlankwerden und Schlankbleiben	4,–
Schnellgerichte für Berufstätige	4,–
Leichte Vollkost bei Krankheiten der Verdauungsorgane	4,50
Richtige Ernährung bei Herz-Kreislauferkrankungen und Bluthochdruck	5,–
Ballaststoffreiche Kost	5,–
Ich nehme ab (Trainingsmaterial für Selbsthilfegruppen)	23,50
Alternative Kostformen in der GV – Rezeptteil	32,50
Alternative Kostformen in der GV – Textteil	17,50
Vollwertig essen mit Eintöpfen und Aufläufen	3,50
Vollwertig essen mit Fisch	3,50
Vollwertig essen mit Schrot und Korn	3,50
Dünn sein – Kein Problem	4,–
Ich nehme ab – Rezeptbroschüre	3,–
Ich nehme ab – Ernährungs-Baustein-Tabelle	2,50

*) Zu beziehen durch die Deutsche Gesellschaft für Ernährung, Feldbergstraße 28, 60323 Frankfurt. Versandkosten werden gesondert berechnet. Zahlung nach Rechnungstellung, Schutzgebühränderung vorbehalten.

Register

Aal 12, 14, 49
Acerola 38
Ananas 38
Apfel 36, 40, 49, 55
Apfelmus 40
Apfelsaft 46, 55
Apfelsine s. a. Orange 38, 55
Apfelwein 46
Aprikose 36, 40
Artischocke 30
Aubergine 30
Avocado 30

Bäckerhefe 24
Baguettes Champignon 42
Baguettes Pizza 42
Baguettes Zwiebel 42
Banane 38, 49, 50, 55
Bienenhonig 28
Bierhefe 24
Bierschinken 10, 50
Bihunsuppe 42
Birne 36, 49, 55
Biskuit 24, 53
Blätterteig 24
Blumenkohl 30
Blutwurst 10, 50
Bohnen, grün, s. a. Schnittbohnen 30, 32, 34
Bohnen, weiße 26
Bonbons 28, 54
Brathähnchen 12, 51
Bratkartoffeln 26
Bratwurst 10, 50
Braunkohl s. a. Grünkohl 30, 49
Bries (Kalb) 50
Broccoli 30, 50
Brombeeren 36
Brombeersaft 46
Brötchen s. a. Semmeln 22, 53
Buchweizengrütze 20
Bückling 14, 50
Butter 20, 49, 52
Buttermilch s. a. Milch 16

Camembert 18, 49
Cashewnuß 36
Champignon 34, 50
Champignoncremesuppe 43
Chicorée 30
Chinakohl 30

Clementine 38
Cola-Getränke 46, 55
Corned beef 10, 50
Cornflakes 20

Diabetikermarmelade 28
Dicke Bohnen 30
Doppelrahmfrischkäse 18
Dorsch s. a. Kabeljau 14, 49
Dosenwürstchen 10

Edamer Käse 18, 49
Eierlikör 46
Eierteigwaren 20, 50
Eiscreme 18, 52
Emmentaler Käse 18, 49, 52
Endivie 30, 49, 54
Ente 12
Erbsen 26, 30, 32, 53 f.
Erbsen-Eintopf 43, 44
Erdbeeren 36, 55
Erdnuß 36, 49, 50, 54
Essiggurken 32

Feige 40, 49
Feldsalat 30
Fenchelknolle 30
Fett 52
Fischsuppe 42
Fischstäbchen 14, 50
Fleischbrühe 10, 50
Fleischkonserven (Rind) 10
Fleisch-Plätzli 42
Fleischwurst 10, 50 f.
Fondant 28
Forelle 14, 49, 50
Flüssigeigelb s. a. Hühnerei 16
Flüssigeiweiß s. a. Hühnerei 16
Frankfurter Würstchen 10, 50
Fruchtbonbons 28
Fruchtgummi 28
Fruchtkaltschale 46
Frühlingsrolle 42

Gans 12
Gebundene Suppen 43
Gefüllte Paprikaschoten 40
Gekochte Klöße 26
Gekörnte Brühe, Instant 10
Gelatine 12
Gemüse-Eintopf 43
Gemüsekonserven 32
Gemüsenudeln 44
Gemüse-Nudeltopf 44

Gemüsepfanne 42
Gemüsesaft 34
Gerstengraupen 20
Gerstenmehl 20
Goldbarsch s. a. Rotbarsch 14, 49
Grahambrot 22
Granatapfel 38
Grapefruit 38, 55
Grapefruitsaft 46
Grünkernmehl 20
Grünkohl s. a. Braunkohl 30, 49
Guave 38
Gulaschsuppe 43
Gurke 30

Hackfleisch 6, 8, 50 f.
Haferflocken 22, 49, 53
Halbbitterschokolade 28
Halbfettmargarine 20, 52
Halbflüssige Fritier- und Bratfette 20
Hähnchenbrust 12
Hähnchenkeule 12
Hartkäse 18, 52
Hase 12
Haselnuß 34
Hecht 14
Heidelbeeren 36
Heilbutt 12, 49, 50
Helle Sauce 44
Hering 12, 14, 49, 50 f.
Hering-Rogen 12
Heringsfilet in Tomatensauce 14, 51
Herz 6, 8
Himbeeren 38
Himbeersaft 46
Hirn 6, 8
Hirsch 12
Hirseflocken 22
Holundersaft 46
Honigmelone 38
Hühnerei 16, 49, 52
Hühnerfrikassee 40
Hühner-Nudeltopf 44
Hühnersuppe 12, 43
Hüttenkäse 18

Joghurt 18, 49, 52
Johannisbeeren, rot 38
Johannisbeeren, schwarz 38
Johannisbeernektar, rot 46
Johannisbeernektar, schwarz 46

Kabeljau s. a. Dorsch 12, 14, 49, 50
Käsegebäck 24

Kakaopulver 28
Kakaotrunk 16
Kaki 38
Kalbfleisch 6, 8, 50
Kaldaunen s. a. Kutteln 6, 8
Karamelle 28
Karotten s. a. Möhren 30, 32, 49, 54
Karottensaft 34
Karpfen 14
Kaninchenfleisch 6, 8
Kartoffel-Chips 26
Kartoffel-Eintopf mit Speck 43
Kartoffelknödelmehl 26
Kartoffeln 26, 53
Kartoffelpuffer 26
Kartoffelpüree 26
Kartoffelsalat 26
Kartoffelstärkemehl 26
Kasseler Rippchen 10
Kefir 18
Kirschen 36, 55
Kiwi 38, 55
Klare Suppen mit Einlagen 43
Knäckebrot 22, 50, 53
Knoblauch 32
Knochen (auskochbar) 12
Kohl, getrocknet 34
Kohlrouladen 40
Kohlrabi 30
Kohlrübe 30
Kokosfett 20
Kokosflocken 28
Kokosnuß 36
Kopfsalat 30, 54
Krabben in Dosen 14
Kräcker 24
Kuchen 24, 53
Kuhmilch s. a. Milch 16, 49, 52
Kürbis 30
Kutteln s. a. Kaldaunen 6, 8

Lachs in Dosen 14, 50
Lachs (Salm) 12, 49
Lakritze 28
Lammfleisch 6, 8, 50
Lasagne 42
Lauch 30, 50
Leber
   Kalb 6, 8, 49
   Rind 6, 8, 49
   Schwein 6, 8, 49, 50 f.
Leberkäse 10
Leberwurst 10, 50 f.
Leinsamen, geschrotet 22

Leinsamenbrot 22
Limburger Käse 18
Limonade 46
Linsen 26, 53
Linsen-Eintopf mit Speck 43
Lunge 10

Magerkäse 18
Maiskeimöl 20
Maiskolben 30
Mais, ganzes Korn 22, 32
Maismehl 22
Maisstärkemehl 22
Makrele 12, 49
Makrele, geräuchert 14
Malzbier (Malztrunk) 46
Mandarine 38, 49, 55
Mandel 36
Mango 38
Margarine 20, 52
Marmelade 28
Maronen 30
Marzipan 28
Matjeshering 14
Mayonnaise 20
Meerrettich 30
Mettwurst 10, 50
Mexikanischer Bohneneintopf 43
Milch
    Buttermilch 16
    Entrahmte Milch 16
    Kondensmilch 16
    Kuhmilch 16, 49, 52
    Teilentrahmte Milch 16
    Trockenmagermilch 16
    Trockenvollmilch 16
Milchkaramellen 28
Miracoli 40
Mischbrot 22, 53
Mixed Pickles 32
Möhren s. a. Karotten 30, 32, 49, 54
Mohn, Samen 36
Mokkabohnen 28
Mortadella 10, 50
Müsli 22

Nährstoffdichte 51–55
Nasi Goreng 42
Negerkuß 28
Nektarine 38
Niere 10, 50
Nougat 28
Nudel-Eintopf 43
Nudeln s. a. Eierteigwaren 20, 44

Nuß-Nougat-Creme 28

Obstkonserven 40
Ochsenschwanzsuppe 43
Olivenöl 20
Ölsardinen 14, 50
Orange s. a. Apfelsine 38, 55
Orangensaft 46, 55

Paniermehl 24
Papaya 38
Paprikafrucht, -schote 32, 50
Parboiled Reis 24
Parmesankäse 18
Passionsfrucht 38
Petersilie 32
Pferdefleisch 6, 8
Pfifferling s. a. Rehling 34
Pfirsich 36
Pflanzenmargarine 20
Pflaume s. a. Zwetschge 40, 49, 50
Pichelsteiner Eintopf 43
Pistazie 18
Pizza 42
Pommes frites 26, 53
Popcorn 28
Pralinen 28, 54
Preiselbeeren 38, 49
Puddingpulver 24
Pumpernickel 22
Puringehalt 50
Putenfleisch ohne Knochen 12, 50

Radieschen 32, 49
Ragout fin 40
Rahm s. a. Sahne 18
Rahmsauce 44
Rahmspinat 42
Ravioli mit Tomatensauce 40
Reh 12, 50
Rehling s. a. Pfifferling 34
Reis 22, 44, 49, 53
Reistopf mit Huhn 43
Remoulade 20
Rettich 32
Rhabarber 32
Rindertalg 20
Rindfleisch 6, 8, 49, 50 f.
Rindsrouladen 40
Roggenbrot 22, 49
Roggenmehl 22
Roggenvollkornbrot 24
Rohe Klöße 26
Rosenkohl 32, 50

Rosinen 40, 50
Rotbarsch s. a. Goldbarsch 14, 49
Rote Bete 32
Rotkohl 32, 49
Rotwein 46, 50, 55

Sahne s. a. Rahm 16
Sahne (sauer) 18
Sahnequark 18, 52
Salami 10, 50
Salat-Dressing 20
Salatmayonnaise 20
Salmiakpastillen 28
Salzhering 14
Sanddornbeerensaft 46
Satsuma 38
Sauerkraut 32, 54
Schellfisch 14, 49, 50
Schinken, gekocht 10, 50 f.
Schinken, roh 10, 50
Schlagsahne 16
Schlemmerfilet à la Bordelaise 42
Schmelzkäse 18
Schnittbohnen s. a. Bohnen grün 30
Schnittlauch 32
Schokolade 54
Schokoladenpudding 18
Schwartenmagen 10
Schwarzwurzel 32
Schweinefleisch 6, 8, 49, 50
Schweinekotelett 6, 8, 50 f.
Schweinenackenkotelett 6, 8
Schweineschmalz 10
Schweineschnitzelfleisch 6, 8
Seelachs 14, 49
Seezunge 14, 49
Sellerie 32
Semmelknödel 26
Semmeln s. a. Brötchen 22, 53
Sesam, Samen 36
Silberzwiebeln 32
Sojabohnen 26
Sojabohnenkeime 26
Sojamehl 26
Sonnenblume, Samen 36
Sonnenblumenöl 20
Soßenbinder 44
Spargel 32
Speck 10, 50
Speisequark 18, 49, 52
Spinat 32, 49, 50, 54
Stachelbeeren 38
Steinpilz 34
Sülzwurst 10

Suppenhuhn 12

Tangerine 38
Thunfisch 14, 49, 50
Tomate 32, 54
Tomatenketchup 34
Tomatenmark 34
Tomatensaft 34
Tomatensauce 44
Tomatensuppe 43
Traubensaft 46
Trinkbranntwein 46
Trockenkartoffeln 26
Trockenobst 40
Trockenvollei s. a. Hühnerei 16
Truthahn (Puter) 12

Ungarisches Gulasch 40

Vanillepudding 18
Vollbier 46, 50, 55
Vollkornnudeln 22
Vollmilchschokolade 28
Vollreis 22

Walnuß 36
Wassermelone 38
Weinbrand 48
Weinbrandbohnen 28
Weinbrandkirschen 28
Weintrauben 38
Weißkohl 32, 49, 54
Weißwein 48, 50, 55
Weißwurst, Münchner 10
Weizengrieß 22
Weizenkeime 22
Weizenkleie 22
Weizenmehl 22, 50, 53
Weizen-Toastbrot 24, 50
Weizenvollkornbrot 24, 50
Weizenvollkornmehl 22
Wermut 48
Wildgeflügel 12
Wirsingkohl 32

Zervelatwurst 10, 50
Zitrone 38
Zitronensaft 46
Zucchini 32
Zucker 30, 54
Zunge (Rind) 10
Zwetschge s. a. Pflaume 36, 40, 49, 50
Zwieback 24
Zwiebeln 32, 34, 54

64